Samuel Antwi-Baffour

Panorama da infeção pelo paludismo e índices hematológicos em África

Samuel Antwi-Baffour

Panorama da infeção pelo paludismo e índices hematológicos em África

Compreender o paludismo na África tropical: Transmissão, infeção e índices hematológicos

ScienciaScripts

Imprint

Cover image: www.ingimage.com

This book is a translation from the original published under ISBN 978-620-6-77217-0.

Publisher:
Sciencia Scripts
is a trademark of
Dodo Books Indian Ocean Ltd. and OmniScriptum S.R.L publishing group

120 High Road, East Finchley, London, N2 9ED, United Kingdom
Str. Armeneasca 28/1, office 1, Chisinau MD-2012, Republic of Moldova, Europe
Printed at: see last page
ISBN: 978-620-8-30020-3

Panorama da transmissão, infeção e índices hematológicos do paludismo na África tropical

1.0 I NTRODUÇÃO

A malária é uma doença parasitária potencialmente fatal, normalmente transmitida através da picada de um mosquito Anopheles infetado. Os mosquitos infectados transportam o protozoário eritrocítico do filo Apicomplexa e do género *Plasmodium*. A malária no homem é causada por cinco espécies principais de *Plasmodium*, nomeadamente *P. falciparum, P. vivax, P. ovale, P.malariae e P. knowlesi* (Sutherland *et al.*, 2010). Entre estes cinco, *o P. falciparum* e o *vivax* representam a maior ameaça para os seres humanos (Greenwood *et al.*, 2008), mas *o P. falciparum* é considerado o mais mortífero (Cox-Singh, 2010). A Organização Mundial de Saúde define a malária como não complicada quando estão presentes sintomas, mas não há sinais clínicos ou laboratoriais que indiquem gravidade ou disfunção de órgãos vitais (OMS, 2015), e esta definição aplicou-se ao presente estudo no que diz respeito à infeção não complicada *por P. falciparum*. A grande maioria das infecções por malária causa malária sem complicações, sendo que apenas cerca de 1-2% destes episódios se tornam graves (Greenwood et al, 1991)

Foi identificado que os parasitas da malária perturbam o perfil normal das células imunitárias no sangue periférico. Por exemplo, há relatos de alterações nas proporções de leucócitos totais (WBC), linfócitos totais, células NK, células T αβ e γδ, e contagens de células B e células T durante infecções por *Plasmodium falciparum* e *Plasmodium vivax* (Lisse et al., 1994, Worku *et al.*, 1997). A malária grave *por Plasmodium falciparum* está também associada a níveis plasmáticos aumentados de uma vasta gama de citocinas (Krupka *et al.*, 2012; Grau *et al.*, 1989; Kwiatkowski *et al.*, 1990; Wenisch *et al.*, 1995; Kurtzhals *et al*, 1998; Akanmori *et al.*, 2000) e marcadores da ativação das células T e da inflamação endotelial (Troye-Blomberg *et al.*, 1983; Nguyen-Dinh *et al.*, 1988; Hviid *et al.*, 1991, 1993; Kemp et al., 2002; Winkler *et al.*, 1999). Está também associada à linfopenia das células T (Wells *et al.*, 1979; Wyler *et al.*, 1976; Hviid *et al.*, 1997) e à diminuição da capacidade das células T do sangue periférico para produzir citocinas *in vitro* (Ho *et al.*, 1988). Por conseguinte, espera-se que o tratamento medicamentoso de doentes com malária aguda provoque um aumento rápido das frequências e dos números absolutos de células CD3+, CD4+ e CD8+ no sangue periférico (Chougnet *et al.*, 1992; Hviid *et al.*, 1993).

As células T CD8+ e as citocinas IFN-γ e TNF conferem proteção contra os parasitas pré-eritrocíticos do Plasmodium no interior dos hepatócitos (Depinay *et al.*, 2011), enquanto que as células T CD4+ restringem o crescimento dos parasitas eritrocíticos do Plasmodium através da secreção de citocinas, ativação de macrófagos e direção da imunidade humoral (Imai *et al.*, 2010). A contribuição das células T reguladoras na infeção por malária também foi demonstrada (Bueno *et al.*, 2010), sugerindo que o equilíbrio entre citocinas pró e anti-inflamatórias é necessário para monitorizar as alterações relacionadas com a malária (Andrade *et al.*, 2010). Para além das citocinas, outros factores podem alterar a diferenciação dos linfócitos T helper. Um exemplo é a afinidade do antigénio por um recetor de células T (TCR), sendo que os antigénios de baixa afinidade induzem geralmente uma resposta Th2, enquanto os de alta afinidade induzem a diferenciação para uma resposta Th1 (Janeway & Bottomly, 1994; Blander *et al.*, 2000).

2.0 VISÃO GERAL DA MALÁRIA TRANSMISSÃO

Décadas depois de um médico francês, Charles Louis Alphonse Laveran, ter descoberto *o Plasmodium* como o agente causador da doença, a malária continua a representar uma grande ameaça para a saúde pública mundial (Laveran, 1978). A malária no homem é causada por cinco espécies principais de *Plasmodium*, mas *P. falciparum* e *vivax* são as espécies que mais ocorrem a nível mundial, causando mortes relacionadas com a malária em África e noutras regiões endémicas da malária (Greenwood *et al.*, 2008*)*. De acordo com a OMS (2017), a forma mais grave de malária é causada pelo *P. falciparum*, com caraterísticas clínicas que incluem: febre, arrepios, dores de cabeça, dores musculares e fraqueza, vómitos, tosse, diarreia e dores abdominais. O parasita da malária passa por um ciclo de vida complexo e com várias fases. Estas fases ocorrem no interior da fêmea invertebrada do mosquito anopheles e do hospedeiro humano vertebrado

2.2 Etiologia da malária

A malária é causada pelo protozoário parasita plasmodium que é transmitido principalmente através da picada de um mosquito fêmea do género Anopheles(OMS, 2011). Sabe-se que quatro espécies de parasitas plasmodium causam malária nos seres humanos: *Plasmodium falciparum, Plasmodium vivax, Plasmodium ovale* e *Plasmodium malariae.* No entanto, *o Plasmodium knowlesi*, que infecta macacos, também pode causar infecções nos seres humanos(Warrell, Cox e Firth, 2010). O P. falciparum causa malária em todo o mundo e tem a propensão para causar várias complicações associadas à malária, como a anemia, em comparação com as outras espécies de plasmodium que infectam o homem(Cornelissen, Fisher e Harvey, 2012). O P. vivax é predominante na Ásia, na América Latina e em algumas partes de África. (CDC, 2018b). O P. vivax e ovale produzem hipnozoítos que podem mais tarde ser activados e invadir o sangue vários anos ou meses após as infecções primárias, levando a uma recaída(Nadjm e Behrens, 2012). A P. ovale causa infecções principalmente em África, em particular na África Ocidental e nas ilhas da região do Pacífico Ocidental. É capaz de infetar indivíduos negativos para o grupo sanguíneo Duffy, pelo que a sua prevalência é sobretudo em África. O P. malariae causa malária em todo o mundo e é o único dos parasitas plasmódios humanos com um ciclo de quatro dias (ciclo quartanário). A infeção com P. malariae pode causar uma infeção persistente que pode durar toda a vida. O P. knowlesi ocorre em todo o Sudeste Asiático e, devido ao seu ciclo de replicação de 24 horas, a infeção pode progredir de não complicada para grave(CDC, 2018b).

Nome	Agente patogénico	Notas
malária biliosa	*Plasmodium falciparum*	malária grave que afecta o fígado e provoca vómitos e iterícia
malária cerebral	*Plasmodium falciparum*	malária grave que afecta o cérebro
malária algida	*Plasmodium falciparum*	malária grave que afecta o sistema cardiovascular e provoca arrepios e choque circulatório
malária congénita	vários plasmódios	plasmodium introduzido a partir da mãe através da circulação fetal
malária transfusional	vários plasmódios	plasmodium introduzido por transfusão de sangue, partilha de agulhas ou ferimentos com agulhas
malária terciária	*Plasmodium falciparum*, *Plasmodium ovale*, *Plasmodium vivax*	paroxismos de três em três dias (terciários), contando o dia da ocorrência como o primeiro
malária quartan, malária maláriae, malária *Plasmodium malariae*	*Plasmodium malariae*	paroxismos de quatro em quatro dias (quartan), contando o dia da ocorrência como o primeiro dia
malária quotidiana	*Plasmodium falciparum*, *Plasmodium vivax*	paroxismos diários (quotidiano)
malária falciparum, malária *Plasmodium falciparum*, malária perniciosa	*Plasmodium falciparum*	
malária ovale, malária *Plasmodium ovale*	*Plasmodium ovale*	
malária vivax, malária *Plasmodium vivax*	*Plasmodium vivax*	

Quadro 1: Vários tipos de paludismo e respectivos agentes causadores.

Fonte: *Dorland's Illustrated Medical Dictionary, Elsevier.*

2.3 epidemiologia da malária

A malária é endémica nas regiões tropicais e subtropicais do mundo, bem como nos países em desenvolvimento. É transmitida durante todo o ano nos países destas regiões(CDC, 2019a). Os climas mais quentes apoiam o crescimento e a multiplicação dos mosquitos Anopheles, pelo que vários parasitas plasmódios podem completar o seu ciclo de crescimento e causar infeção (Autino *et al.*, 2012). A malária ocorre em 5 regiões da OMS, nomeadamente: Região Africana da OMS, Região do Sudeste Asiático da OMS, Região do Mediterrâneo Oriental da OMS, Região do Pacífico Ocidental da OMS e Região das Américas da OMS. A nível mundial, estima-se que 3,4 mil milhões de pessoas em 91 países e territórios correm o risco de ser infectadas pela malária e de desenvolver a doença, estando 1,1 mil milhões em risco elevado (OMS, 2018a).

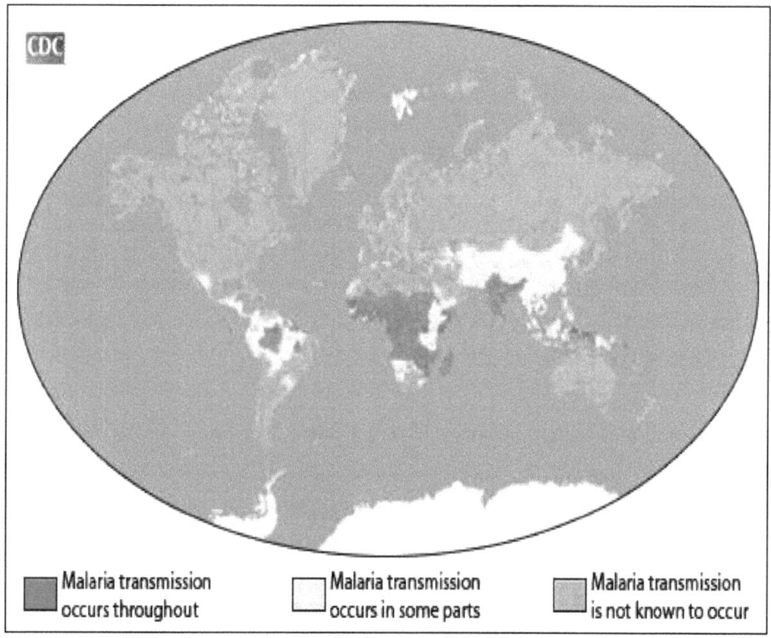

Figura 1: Distribuição geográfica da malária a nível mundial.

Fonte : (CDC, 2019a)

Em 2017, registaram-se 219 milhões de casos de malária em todo o mundo. A região africana da OMS foi a principal responsável por 92% (cerca de 201 480 000 casos) dos casos registados (OMS, 2018c). Estima-se que este elevado fardo da malária na região resulte na perda de cerca de 12 mil milhões de dólares americanos por ano devido ao aumento dos custos dos cuidados de saúde, ao défice da força de trabalho e aos efeitos negativos no turismo(Greenwood *et al.*, 2005). A região africana da OMS foi seguida pela região do Sudeste Asiático da OMS, que contribuiu com 5% (cerca de 10 950 000 casos) dos casos notificados. A região do Mediterrâneo Oriental da OMS foi responsável por 2% (cerca de 4 380 000 casos) dos casos registados.

Número de casos (000)

	Africano	Américas	Mediterrâneo Oriental	Sudeste Asiático	Pacífico Ocidental	Mundo
IC 95% inferior	184500	880	3630	8650	1395	202800
Total estimado	200500	976	4410	11290	1857	219000
IC 95% superior	243600	1128	5560	14840	2399	262000

Quadro 2: Estimativa de casos de malária por região da OMS, 2017. Os casos estimados são apresentados com 95% de IC superior e inferior.
Fonte: Estimativas da OMS.

Das 5 espécies de plasmodium humano, o P. falciparum e o P. vivax são as mais amplamente distribuídas a nível mundial. A sua distribuição estimada nas regiões da OMS é a seguinte. Na região de África, o P. falciparum foi responsável por 99,7% dos cerca de 200 milhões de casos notificados, sendo o P. vivax responsável por 0,3%. Na região do Sudeste Asiático, o P. falciparum foi responsável por 62,8% dos 11,3 milhões de casos estimados, tendo o P. vivax sido responsável por 37,2% dos casos. Na região do Mediterrâneo Oriental, o P. falciparum contribuiu para 69% dos 4,4 milhões de casos estimados, sendo o P. vivax responsável por 31% dos casos. Na região do Pacífico Ocidental, foram registados 1,9 milhões de casos, sendo o P. falciparum responsável por 71,9% dos casos e o P. vivax por

28,1%. No entanto, na região das Américas, foram registados 1 milhão de casos, sendo o P. vivax responsável por 74,1% dos casos e o P. falciparum por 25,9% dos casos (OMS, 2018c).

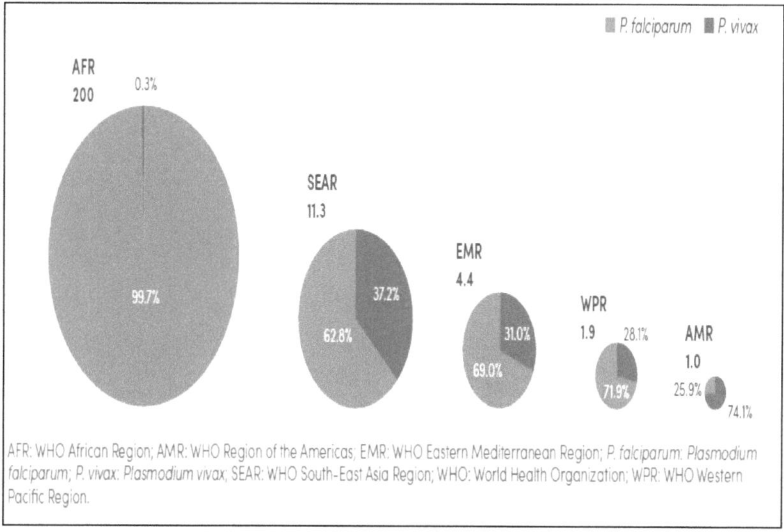

Figura. 2: Estimativa de casos de malária (milhões) por região da OMS, 2017. A área dos círculos é apresentada como uma percentagem do número estimado de casos em cada região. Fonte: Estimativas da OMS.

Entre as duas espécies de plasmódios, o P. falciparum é o que causa mais mortes em todo o mundo. Em 2010, o P. falciparum causou 216 000 000 de casos a nível mundial, com 655 000 mortes. Isto equivale a uma taxa de mortalidade de 0,3% (Turgeman, 2011). Dos 219 milhões de casos de malária registados em todo o mundo em 2017, houve 435 000 mortes, o que eleva a taxa de mortalidade para 0,2% (OMS, 2018c). A malária ocupa o sexto lugar entre as dez principais causas de morte nos países de baixo rendimento (OMS, 2018b). A região da OMS-África foi responsável por 92,6% (402 810 mortes) do total de mortes registadas em 2017. Seguiram-se o Sudeste Asiático com 4,5% (19 575 mortes), o Mediterrâneo Oriental, o Pacífico Ocidental e as Américas com 1,9% (8 300 mortes), 0,8% (3 620 mortes) e 0,1% (630 mortes), respetivamente (OMS, 2018c).

	Number of deaths							
	2010	2011	2012	2013	2014	2015	2016	2017
African	555 000	517 000	489 000	467 000	446 000	432 000	413 000	403 000
Americas	480	450	400	400	300	320	460	630
Eastern Mediterranean	8 070	7 280	7 340	6 750	8 520	8 660	8 160	8 300
European	0	0	0	0	0	0	0	0
South-East Asia	39 800	32 800	28 400	21 800	24 100	25 200	25 600	19 700
Western Pacific	3 770	3 340	3 850	4 600	4 420	2 860	3 510	3 620
World	**607 000**	**561 000**	**529 000**	**500 000**	**483 000**	**469 000**	**451 000**	**435 000**
World (children aged under 5 years)	**444 600**	**405 000**	**371 000**	**344 000**	**322 000**	**302 000**	**283 000**	**266 000**

Quadro 3: Estimativa do número de mortes por paludismo por região da OMS, 2010-2017
Fonte: Estimativas da OMS.

No Gana, 8,76 milhões de pessoas foram infectadas com malária em 2017. Dos 8,76 milhões de casos notificados, registaram-se 13 050 mortes, elevando a taxa de mortalidade para 0,1% (OMS, 2018c). O Gana faz parte dos 16 países do mundo que contribuem com 80% dos casos de paludismo registados a nível mundial e também faz parte dos países que contribuem com cerca de 80% do total de mortes relacionadas com o paludismo a nível mundial (OMS, 2018c). A região de Ashanti regista anualmente a maior incidência de casos de paludismo no Gana, com 434 782, seguida da região da Grande Acra, com 313 043 casos por ano. A região do Alto Oeste regista a menor quantidade de casos por ano, com 73 913 casos por ano (fig. 3) (Afrifa-yamoah, 2016).

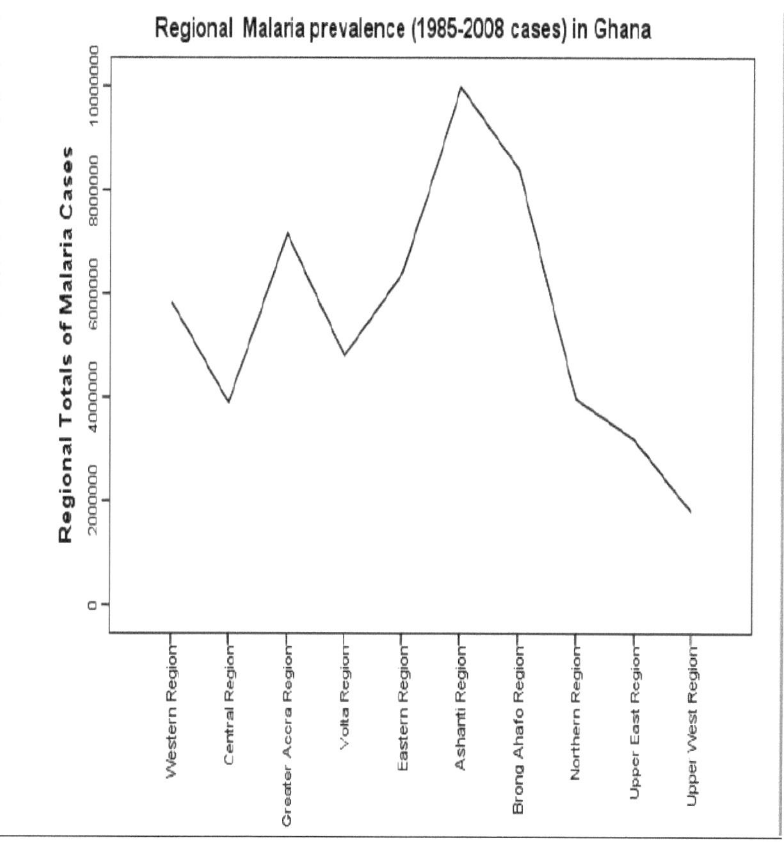

Fig. 3: Casos regionais de paludismo no Gana. Fonte: (Afrifa-yamoah, 2016)

A malária é uma das principais causas de doença no Gana e a principal causa de morbilidade e mortalidade. À semelhança de outros países africanos, *o P. falciparum* foi identificado como a espécie mais prevalente no Gana (Owusu *et al.*, 2017). Num estudo de Owusu *et al.*, (2017), *o Plasmodium falciparum* foi prevalente em 124/142 (87,3%). A morbilidade e a mortalidade das crianças de tenra idade são, na sua maioria, um fardo pesado em zonas de endemicidade estável da malária. Entretanto, a malária é geralmente uma doença relativamente ligeira nos adultos. Esta ocorrência deve-se principalmente à aquisição de imunidade celular e humoral específica da espécie e do estádio parasitário contra os parasitas da malária, que se observou aumentar com a idade (Kumaratilake *et al.*, 1991; Migot *et al.*, 1995; Nussenzweig *et al.*,

1972). No entanto, também se identificou que os parasitas da malária perturbam o perfil normal das células imunitárias no sangue periférico. Por exemplo, há relatos de alterações nas proporções de leucócitos totais (WBC), linfócitos totais, células NK, células T αβ e γδ, e contagens de células B e células T durante infecções por *Plasmodium falciparum* e *Plasmodium vivax* (Lisse et al., 1994; Worku *et al.*, 1997).

2.4 Patogénese da malária

A malária é transmitida pela picada de um mosquito fêmea do género Anopheles infetado com espécies de plasmodium (Warrell, Cox e Firth, 2010). Existem cerca de 430 espécies de mosquitos deste género, mas apenas 30-40 espécies transmitem a malária aos seres humanos (CDC, 2018a). No entanto, os indivíduos podem ser infectados com malária através da transfusão de sangue total ou de produtos sanguíneos infectados com espécies de plasmodium (Kitchen e Chiodini, 2006). A malária é, na verdade, uma das primeiras infecções transmitidas por transfusão documentadas, com o primeiro caso relatado em 1911 por Woolsey (Singh e Sehgal, 2010). Durante um estudo realizado com 100 casos de malária transmitida por transfusão, 45% dos casos eram devidos a P. falciparum, 30% a P. malariae, 16% a P. vivax, 4% a P. ovale, 2% a P. knowlesi e 1% a uma infeção mista com P. falciparum e P. malariae (Verra *et al.*, 2018).

Quando um indivíduo é picado por um mosquito Anopheles fêmea infetado, a consequência clínica pode ser a ausência de infeção, parasitemia assintomática, malária não complicada ou malária grave (Lazar, 2002). Estes resultados clínicos são o resultado de vários factores do hospedeiro e do parasita, incluindo a espécie, a taxa de multiplicação, a virulência, o número de esporozoítos injectados e a resistência aos medicamentos, enquanto os factores do hospedeiro incluem a idade, a gravidez, o estado imunitário, os polimorfismos genéticos, a exposição anterior, a co-infeção com outros agentes patogénicos e muitos outros factores desconhecidos. A malária tem um período de incubação que se situa normalmente entre 9 e 30 dias, consoante a espécie responsável pela infeção. O período de incubação da malária devido à infeção por P. vivax e P. falciparum é normalmente de 10-15 dias, mas pode demorar semanas ou mesmo meses. O da P. malariae é normalmente de cerca de 28 dias (Brooks *et al.*, 2013). Quando uma fêmea infetada do mosquito Anopheles pica um ser humano, injeta esporozoítos de plasmódio no ser humano. Dentro de 40-60 minutos, os esporozoítos invadem as células parenquimatosas do fígado, onde ocorre a fase primária de desenvolvimento nos seres humanos. Esta é conhecida como a fase exoeritrocítica.

Durante esta fase, sofrem uma multiplicação assexuada que resulta em milhares de merozoítos em cada célula infetada (Turgeon, 2012). Os merozoítos rompem então as células do fígado e escapam para a corrente sanguínea. No entanto, no caso do P.vivax e do P.ovlae, uma parte dos parasitas permanece adormecida no fígado. Estes são conhecidos como hipnozoítos. Estes provocam uma recaída dos merozoítos da malária, uma vez que os merozoítos deles saem do fígado e entram na corrente sanguínea. Isto ocorre normalmente no prazo de 2 anos após a infeção (David *et al.*, 2012). Sem tratamento, as infecções por P. vivax e P.ovale podem continuar como recaídas intermitentes durante até 5 anos (Brooks *et al.*, 2013). Ao entrar na corrente sanguínea, os merozoítos invadem os eritrócitos. Enquanto estão nos eritrócitos, sofrem esquizogonia, o que leva à formação de 4-36 novos parasitas em cada eritrócito infetado no espaço de 48 a 72 horas (Lazar, 2002).

Em seguida, os merozoítos rompem os eritrócitos e invadem novos eritrócitos, provocando os tremores e arrepios caraterísticos associados à malária. Este processo ocorre a cada 48 horas em infecções associadas ao P. vivax, falciparum e ovale, ao passo que ocorre a cada 72 horas em infecções associadas ao P. malariae. Assim, as variações na periodicidade dos episódios de febre da malária associados a várias espécies de plasmodium (Kwiatkowski e Greenwood, 1989). Alguns dos merozoítos presentes nos eritrócitos amadurecem e transformam-se em gametócitos masculinos e femininos, que não sofrem qualquer outro desenvolvimento no hospedeiro humano. Estes são absorvidos pela fêmea do mosquito Anopheles quando se alimenta do sangue de um indivíduo infetado. Um zigoto é formado no intestino do mosquito após a fertilização do gametócito feminino pelo gametócito masculino. O zigoto transforma-se então num ookinete que se desloca para a parede exterior do intestino médio do mosquito e se desenvolve num oocisto. O oocisto produz esporozoítos que são libertados na cavidade corporal do mosquito. Este é então transmitido a outro ser humano aquando da próxima refeição de sangue do mosquito e o ciclo repete-se.

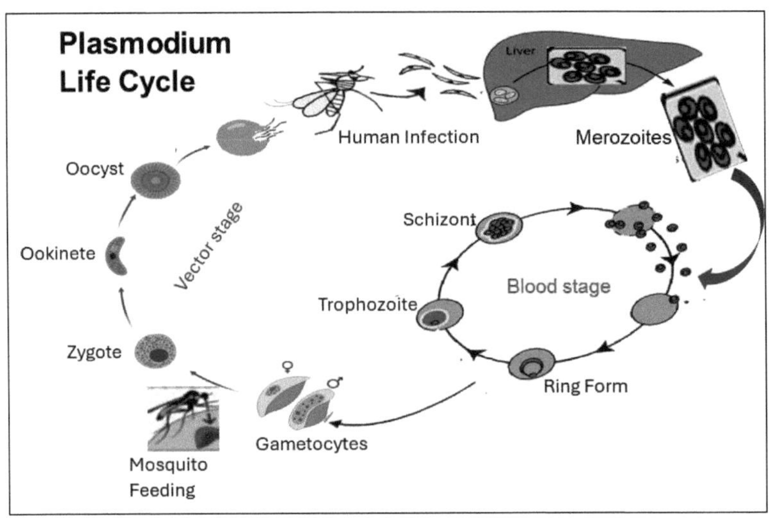

Figura 4: Ciclo de vida do parasita da malária .

2.5 Sintomas clínicos do paludismo

Alguns dos sintomas clínicos da malária podem incluir febre e arrepios, dor de cabeça, náuseas, vómitos, diarreia, mialgia e dor abdominal (Desruisseaux *et al.*, 2010). No entanto, há casos graves de paludismo que podem resultar em complicações como síndroma de dificuldade respiratória, acidose metabólica, choque circulatório, insuficiência renal, hipoglicemia, anemia grave, gravidez deficiente, malária cerebral e até coma e morte (Nadjm e Behrens, 2012). A gravidade da doença está relacionada com o nível de parasitemia. Os níveis de parasitemia entre 5 e 10.000 parasitas/µl podem ser considerados baixos, uma vez que muitas vezes não provocam uma resposta imunitária. 10.000-100.000 parasitas/µl podem ser considerados como intermédios, uma vez que acima de 10.000 parasitas/µl há uma resposta imunitária. Parasitémia acima de 100.000 parasitas/µl é considerada hiperparasitémia (Wilairatana, Tangpukdee e Krudsood, 2013) e está associada a um aumento da mortalidade.

O Plasmodium falciparum é responsável pela maioria dos casos de malária grave. (Miller *et al.*, 2002) e P. knowlesi (Cox-Singh *et al.*, 2008) também podem provocar a mesma situação. A anemia observada na malária pode resultar da lise direta de hemácias infectadas durante a esquizogonia, da destruição imunitária de hemácias infectadas e não infectadas no baço e da inibição da eritropoiese ou de uma eritropoiese ineficaz (Ekvall, 2003). O P. falciparum produz numerosos botões salientes que aderem ao revestimento endotelial dos vasos sanguíneos, resultando na obstrução do fluxo sanguíneo, trombose e isquémia local. Na microvasculatura do cérebro, a aderência de eritrócitos parasitados às células endoteliais pode causar malária cerebral, que é bastante fatal (Desruisseaux *et al.*, 2010). O P. falciparum também tem a capacidade de invadir hemácias de todas as idades, o que contribui para a sua virulência (Brooks *et al.*, 2013).

3.0 DESCOBRIR OS ESTÁDIOS DO MOSQUITO DA MALÁRIA

O dia 20 de agosto de 1897 é o "Dia do Mosquito" original - assim designado pelo Cirurgião-Mor Ronald Ross (1857-1932) do Serviço Médico Britânico da Índia. Embora Ross tivesse passado mais de um ano a estudar infrutiferamente os mosquitos cinzentos e os mosquitos com pelo (provavelmente Culex fatigans e Aedes aegypti, respetivamente) incapazes de propagar a malária, nessa data descobriu um corpo claro e circular que continha pigmento da malária num mosquito Anopheles de asa pálida que se tinha alimentado previamente de um doente infetado. No dia seguinte, o médico-poeta/compositor/matemático, que teve dificuldade em passar nos seus próprios exames médicos, dissecou outro mosquito Anopheles que tinha sugado sangue do mesmo doente no mesmo dia. Desta vez, Ross observou corpos ainda maiores contendo pigmentos. Convencido de que os parasitas da malária estavam a crescer no mosquito, publicou as suas observações ("On some peculiar pigmented cells found in two mosquitoes fed on malarial blood") no British Medical Journal em dezembro de 1897.

Depois de se transferir para Calcutá, Ross concebeu experiências com Plasmodium relictum, o parasita da malária dos pardais e dos corvos. Ross identificou esporozoítos nas glândulas salivares de mosquitos que se tinham previamente alimentado de aves maléficas. Subsequentemente, infectou 21 de 28 pardais frescos através destes mosquitos (Sherman, 1998). Comunicou todas as suas descobertas a Patrick Manson, que as partilhou numa reunião da Associação Médica Britânica na Universidade de Edimburgo, em julho de 1898 (Harrison, 1978). Em 1902, Ross recebeu o Prémio Nobel por ter descoberto os estádios do mosquito da malária.

No entanto, Ross não foi o único investigador que demonstrou o ciclo de vida da malária no mosquito. O crédito pela confirmação de que os parasitas da malária humana passam pelas mesmas fases de desenvolvimento no mosquito que os parasitas das aves observados por Ross pertence a um grupo de cientistas italianos-em particular, Giovanni Battista Grassi (1854-1925), Amico Bignami, Giovanni Bastianelli, Antonio Dionisi e Angelo Celli. Após a publicação de Ross, Grassi (um especialista em taxonomia de mosquitos) não só identificou o Anopheles maculipennis como o vetor da doença humana na pantanosa Campagna Romana, como transmitiu o parasita da malária Plasmodium vivax a um voluntário humano saudável. Como cada um deles reivindicou o crédito pela descoberta do ciclo de vida da malária no mosquito, Grassi e Ross ficaram amargurados um com o outro durante o resto das suas carreiras.

Parêntesis, Ronald Ross deveu muito do seu sucesso ao seu professor e mentor Sir Patrick Manson, considerado por muitos o pai da medicina tropical. Enquanto trabalhava em Amoy e Formosa, Manson foi o primeiro investigador a descobrir que os mosquitos sugavam as microfilárias da primeira fase das correntes sanguíneas dos doentes com a doença parasitária, a filariose. No entanto, Manson nunca imaginou a etapa final do ciclo de vida da filária, ou seja, que os mosquitos infectados poderiam inocular larvas da terceira fase da filária nos seres humanos através de uma picada subsequente. Coube ao seu protegido Ross descobrir que os parasitas podem viajar de duas maneiras através da probóscide de um mosquito.

3.1 A descoberta do parasita do paludismo em África - Alphonse Laveran.

Alphonse Laveran nasceu em Paris a 18 de junho de 1845. Tal como o seu pai, enveredou pela carreira de médico militar. Em 1874, aos 29 anos, após um concurso, é nomeado professor de doenças militares e epidemias na Escola de Medicina Militar de Val-de-Grâce, em Paris. No exercício das suas funções neste cargo, adquiriu também conhecimentos de anatomia patológica. Aos 34 anos, já era autor de um "Tratado das doenças militares e das epidemias" e de 62 outras comunicações científicas. Em 1878, foi colocado na Argélia (na altura um território francês), primeiro no hospital militar de Bône, depois no hospital militar de Constantine. A malária era então um problema grave no exército, e este trabalhador incansável estudou meticulosamente os aspectos clínicos da doença e a sua patologia anatómica - fornecendo, por exemplo, uma excelente descrição histológica da malária cerebral. O seu objetivo final era identificar o agente causal da doença.

As teorias anteriores diziam que a malária era causada pelo mau ar ("mala aria" em italiano) dos pântanos. No entanto, após as descobertas de Louis Pasteur de que a maioria das doenças infecciosas são causadas por germes microbianos (a "teoria dos germes"), a hipótese de uma origem bacteriana da malária tornou-se cada vez mais atractiva. Tal como é referido no "Treatise On Marsh Fevers" de Laveran (1884), numerosos estudos, principalmente em Itália mas também nos Estados Unidos, procuraram um agente infecioso no solo dos pântanos e incriminaram várias algas, protozoários aquáticos e bactérias, como o Bacillus malariae em Itália (os protozoários são microrganismos unicelulares, com um núcleo bem definido e sem paredes celulares).

Laveran, por seu lado, utilizou as observações do seu trabalho em anatomia patológica - as mortes por paludismo eram frequentes - para orientar a sua busca do agente causal do paludismo. Ao estudar as lesões nos órgãos e no sangue em duas situações clínicas muito diferentes, os ataques graves e a malária crónica, Laveran descobriu que o único elemento constante era a presença de grânulos de pigmento preto no sangue. Estes grânulos pigmentados ocorriam em frequências muito diferentes consoante os casos. Laveran concluiu que estes grânulos pigmentados eram específicos da malária e que tinham origem no sangue. Pacientemente, efectuou muitos exames de amostras de sangue recentemente colhidas, sem o benefício de técnicas de coloração (estas ainda não estavam disponíveis).

No hospital de Bône, Laveran observou corpos esféricos, livres ou aderentes aos glóbulos vermelhos. Alguns destes corpos eram vítreos ("hialinos") e difíceis de ver; outros continham grânulos escuros de pigmento que apresentavam movimentos ameboides. Também observou corpos pigmentados em forma de lua crescente. Conseguiu diferenciar claramente todos estes elementos dos leucócitos portadores de pigmentos ("melaníferos"), conhecidos há 30 anos (Risori, 1846).

Mas a revelação veio no hospital militar de Constantine, na madrugada de 6 de novembro de 1880. Examinando o sangue de um paciente febril há 15 dias, ele viu "...nas bordas de um corpo esférico pigmentado, elementos filiformes que se movem com grande vivacidade, deslocando os glóbulos vermelhos vizinhos". Por acaso, mas também graças à sua tenacidade e paciência, ele tinha visto a exflagelação de um gametócito masculino, uma fase do ciclo de vida dos parasitas da malária que ocorre normalmente no estômago do mosquito Anopheles. A motilidade desses elementos convenceu imediatamente Laveran de que ele havia descoberto o agente causador da malária e que se tratava de um parasita protozoário. Depois de observar novamente estes elementos móveis, alguns aderentes aos corpos esféricos e outros livres, Laveran enviou duas notas à Academia de Medicina, em novembro e dezembro de 1880, sobre este "Novo Parasita Encontrado no Sangue de Vários Pacientes que Sofriam de Febre dos Pântanos".

Durante os anos seguintes, Laveran continuou o seu trabalho na Argélia. Também visitou a Itália em 1882, onde procurou o parasita no ar, na água e no solo dos pântanos. Essa procura revelou-se negativa, o que o levou a suspeitar que o parasita poderia estar no corpo dos mosquitos, que abundavam nesse ambiente. Apresentou esta hipótese no seu "Treatise on Marsh Fevers" de 1884 e defendeu-a no Congresso Internacional de Higiene em Budapeste (1894). No seu tratado de 1891, "On Malaria And Its Hematozoon", escreveu, sem dar uma

referência, que "King, na América, tinha a ideia de que os mosquitos desempenhavam um papel na malária".
As publicações de Laveran foram geralmente recebidas com ceticismo, especialmente entre os italianos e os discípulos de Louis Pasteur (exceto Elie Metchnikoff), que eram a favor de uma causa bacteriana. Mais tarde, após o seu regresso, em 1884, à Escola de Medicina Militar de Val-de-Grâce, Laveran convidou Pasteur a visitar e ver ao seu microscópio os corpos móveis e flagelados. Pasteur ficou imediatamente convencido (Roux, 1915). Só nos anos 1885-1890 é que a origem parasitária da malária foi aceite. Após o desenvolvimento de colorações com azul de metileno (Ehrlich, 1899), a dúvida deixou de ser possível e as várias espécies de parasitas da malária foram identificadas. (Laveran tinha sido até então a favor de uma única espécie).

Em 1884, Laveran deixa a Argélia e regressa à Escola de Medicina Militar de Val-de-Grâce, onde é professor de higiene militar. Prossegue as suas investigações sobre a malária, tanto no Hospital de Val-de-Grâce como no terreno, na Camargue (sul de França) e na ilha francesa da Córsega. Deixou o exército em 1896 para trabalhar como voluntário no Instituto Pasteur. Aí se dedicou ao estudo das infecções por protozoários dos animais e do homem, nomeadamente a tripanossomíase. Foi galardoado com o Prémio Nobel em 1907, em reconhecimento da sua descoberta do parasita da malária e pelo seu trabalho global sobre os protozoários como causas de doenças. Doou o produto do seu prémio ao Instituto Pasteur para a criação de um laboratório dedicado às doenças tropicais.

Laveran morreu em Paris a 18 de maio de 1922. Era um observador paciente e persistente, notável pelo rigor com que tirava conclusões dos factos observados. Escreveu mais de 600 comunicações científicas e 6 livros. Era um trabalhador solitário cujo único interesse era a ciência, à qual dedicou 45 anos da sua vida.

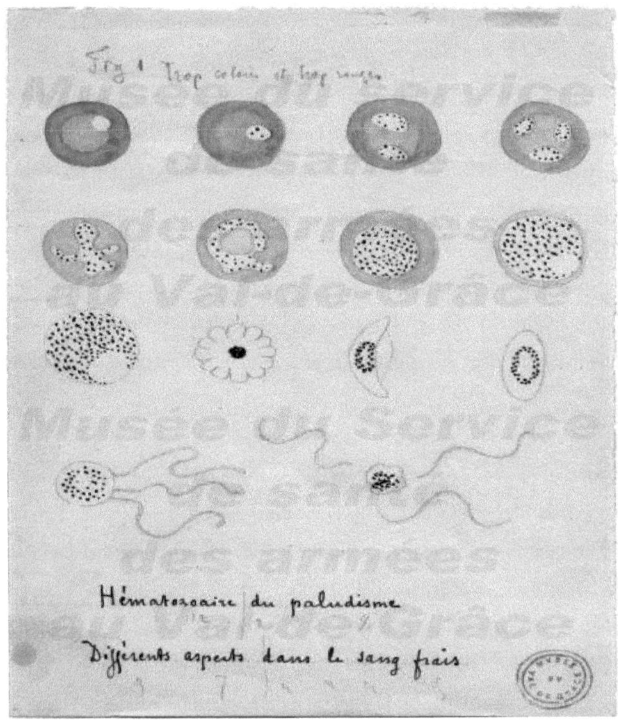

Figura 5. Ilustração desenhada por Laveran de vários estádios de parasitas do paludismo vistos em sangue fresco. Os grânulos de pigmento escuro estão presentes na maioria dos estádios. A linha inferior mostra um gametócito masculino exflagelante, que produz "elementos filiformes que se movem com grande vivacidade".

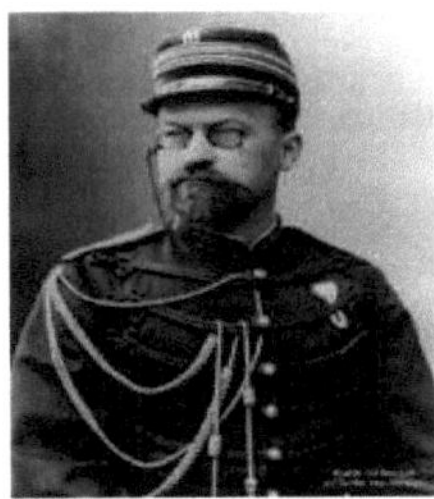

Dr. Alphonse Laveran, médico militar do Service de Santé des Armées (Serviço de Saúde das Forças Armadas) de França. https://www.cdc.gov/malaria/about/history/laveran.html

3.2 Descobrir o parasita da malária em tecidos humanos

A terceira peça do puzzle da malária humana - onde os esporozoitos inoculados pelos mosquitos sofrem um desenvolvimento precoce no hospedeiro humano - foi resolvida em

1948. Embora investigadores anteriores tivessem descoberto que o paludismo das aves se reproduzia inicialmente nos tecidos do sistema linfático e da medula óssea, o santuário do paludismo primata e humano fora dos glóbulos vermelhos continuava a ser um mistério. Então, H. E. Shortt, P. C. C. Garnham e colegas do Ross Institute da London School of Hygiene and Tropical Medicine detectaram parasitas da malária no fígado de macacos rhesus infectados com uma espécie de malária primata. Posteriormente, encontraram estádios semelhantes em amostras de biopsia hepática de voluntários humanos infectados experimentalmente com P. vivax e confirmaram o mesmo santuário precoce para P. falciparum (Garnham, 1966).

3.3 Ciclo de vida do Plasmodium nos seres humanos

Tal como foi descrito no ciclo de vida geral do parasita, a infeção nos seres humanos começa com a picada de uma fêmea infetada do mosquito Anopheles. Das cerca de 460 espécies de mosquitos Anopheles, mais de 70 espécies transmitem a malária falciparum (Maier et al., 2009). O Anopheles gambiae é um dos vectores mais conhecidos e mais prevalentes, particularmente em África (Dantzier et al., 2019).

A fase infecciosa denominada esporozoíto é libertada das glândulas salivares através da probóscide do mosquito para entrar através da pele durante a alimentação (Joice et al., 2014). A saliva do mosquito contém enzimas anti-hemostáticas e anti-inflamatórias que perturbam a coagulação do sangue e inibem a reação à dor. Tipicamente, cada picada infetada contém 20-200 esporozoítos (Burel et al., 2016). Uma proporção de esporozoítos invade as células do fígado (hepatócitos) (Bousema et al., 2010). Os esporozoítos deslocam-se na corrente sanguínea por deslizamento, que é impulsionado por um motor constituído pelas proteínas actina e miosina sob a sua membrana plasmática (Drakeley et al., 2006).

4.0 ANEMIA, HEMÓLISE INTRAVASCULAR E DIFICULDADE RESPIRATÓRIA DURANTE A INFECÇÃO POR MALÁRIA

A fisiopatologia da anemia durante a malária *falciparum* é complexa e multifatorial e conduz a uma importante causa de mortalidade e morbilidade nos doentes, uma condição que é especialmente comum entre os que vivem em zonas endémicas de malária. A importância da anemia como causa de morte na malária pode ser subestimada devido à dificuldade de diagnóstico, especialmente em casos de baixa parasitemia e quando o quadro clínico pode ser confundido com doenças causadoras de anemia. A destruição dos glóbulos vermelhos e a diminuição da produção de glóbulos vermelhos são os principais mecanismos que conduzem à anemia (Phillips & Pasvol, 1992). A diminuição da produção de glóbulos vermelhos resulta da hipoplasia da medula óssea observada nas infecções agudas e da diseritropoiese, um aspeto morfológico que, em termos funcionais, resulta numa eritropoiese ineficaz (Phillips & Pasvol, 1992).

As consequências clínicas da malária, e em particular a prevalência da anemia, dependem da intensidade da transmissão da malária. Os principais factores determinantes da intensidade da transmissão da malária são a densidade, a longevidade, os hábitos de picada e a eficiência dos mosquitos vectores locais (White et al., 2014). Em ambientes de elevada transmissão, as pessoas podem receber até uma picada infecciosa por dia, pelo que toda a população é infetada repetidamente, mas são as crianças pequenas que suportam o peso da doença e a maioria é anémica (OMS, 2017; Schellenberg et al., 1999; Kahigwa et al., 2020). À medida que a criança cresce, desenvolve-se uma imunidade que controla a doença, de tal forma que, na adolescência e na idade adulta, quase todas as infecções por malária são assintomáticas. A prevalência da anemia diminui, pelo que indivíduos aparentemente saudáveis podem ser portadores de parasitas da malária no sangue. Estas infecções podem persistir durante muitos meses. Este transporte assintomático persistente de parasitas reduz a especificidade do diagnóstico operacional de uma microscopia positiva ou de um resultado de teste rápido, uma vez que a doença febril num indivíduo parasitémico pode ser causada por outras infecções.

As meta-análises da relação entre o paludismo e a anemia são confundidas pela inespecificidade do diagnóstico parasitológico em contextos de transmissão elevada, pelo auto-tratamento generalizado de doenças febris, pela incapacidade de caraterizar infecções anteriores e, portanto, recorrências em inquéritos de prevalência pontual, e por hemoglobinopatias concomitantes frequentes, deficiências nutricionais (particularmente deficiência de ferro) e infecções por helmintas intestinais - todas elas contribuindo de forma variável para a anemia (Calis, 2008; Crawley, 2004). Assim, em ambientes de maior transmissão, o paludismo aumenta o risco de anemia em toda a população, com maior impacto nas crianças pequenas e, em particular, nos bebés (Schellenberg et al., 1999). Em ambientes de transmissão mais baixa, o paludismo sintomático e a anemia daí resultante podem ocorrer em todas as idades, embora sejam as crianças e as mulheres grávidas as mais susceptíveis de serem anémicas. Em todos os níveis de transmissão, o paludismo (todas as espécies) contribui de forma importante para a anemia materna durante a gravidez e para os maus resultados do parto (Desai et al., 2007). A malária falciparum é uma causa direta de mortalidade materna em contextos de transmissão mais baixa e uma causa indireta ao contribuir para a anemia em contextos de transmissão mais elevada (Brabin et al., 2001). A resistência aos medicamentos antipalúdicos que provoca infecções recrudescentes aumenta a prevalência e a gravidade da anemia da malária.

Entretanto, as causas potenciais de hemólise incluem a perda de células infectadas por rutura ou fagocitose, o aumento da atividade reticuloendotelial, particularmente no baço, e a remoção de células não infectadas devido à sensibilização por anticorpos ou outras alterações físico-químicas da membrana (Phillips e Pasvol, 1992). Por conseguinte, as etapas essenciais da patogénese incluem a invasão dos glóbulos vermelhos pelo parasita da malária, com o subsequente desenvolvimento de anemia por hemólise e sequestro esplénico dos glóbulos vermelhos parasitados pela malária. Com a destruição parasitária, há uma libertação de toxinas que causam danos endoteliais e activam citocinas pró-inflamatórias, como as interleucinas (IL) - 1, 6-12, o fator de necrose tumoral (TNF)-α e o fator de ativação plaquetária. Estas citocinas facilitam a adesão de células como eritrócitos parasitados, leucócitos e plaquetas ao endotélio, causando hipóxia tecidual (Dondorp *et al.*, 2004).

Nas complicações pulmonares, parece que o dano endotelial é devido a vários factores. Estes incluem: o desenvolvimento de uma resposta inflamatória sistémica intensa pela ativação de células inflamatórias que provocam um desequilíbrio na produção de citocinas, dominando as pró-inflamatórias sobre as anti-inflamatórias (Cosgriff, 1990) e a acumulação pulmonar de monócitos e alterações inflamatórias intravasculares. Os factores extra-pulmonares incluem a trombocitopenia, a resposta imunitária do doente, a formação de rosetas na malária por P. falciparum e a diminuição da produção de óxido nítrico (Lau *et al.*, 2013; Maguire *et al.*, 2005). O envolvimento pulmonar na malária pode ser assintomático ou com poucos sintomas. A complicação pulmonar mais grave é o desenvolvimento de insuficiência respiratória grave por um aumento da permeabilidade alveolar, que é conhecida como dificuldade respiratória, que também ocorre durante a infeção por malária (Mohan *et al.*, 2008).

4.1 Caraterísticas e tipos de anemia observados na infeção por paludismo.

CARACTERÍSTICAS - O espetro da apresentação clínica e da gravidade da infeção por *P. falciparum* é amplo. Nas zonas endémicas, muitas infecções por malária apresentam-se em crianças e adultos semi-imunes e imunes como uma doença febril sem complicações. A febre desenvolve-se com a libertação de merozoítos de glóbulos vermelhos infectados e rompidos (RBC). Podem desenvolver-se anemia, trombocitopenia, esplenomegalia (ocasionalmente maciça (Bedu-Addo e Bates, 2002), hepatomegalia e iterícia, podendo ocasionalmente ocorrer rutura esplénica. A anemia da malária *por P. falciparum* é tipicamente normocítica e normocrómica, com uma notável ausência de reticulócitos (Roberts et al., 2005). A microcitose e a hipocromia podem estar presentes devido à frequência muito elevada de traço de talassemia e/ou deficiência de ferro em muitas, mas não em todas, as áreas endémicas (Newton et al., 1997).

No entanto, o quadro clínico da anemia malárica grave (AME) é variado e complexo. Não só a infeção aguda pode apresentar anemia e/ou malária cerebral, dificuldade respiratória e hipoglicemia, como também a infeção malárica crónica e repetida pode levar a uma anemia grave. Em ambos os casos, pode haver um contexto de baixo nível de hemoglobina devido à presença de outros factores, como referido acima, e a própria malária pode predispor à bacteremia (Scott, 2011).

Anemia grave da malária - As novas infecções por malária estão frequentemente associadas a uma queda súbita da concentração de hemoglobina, associada a um aumento da hemólise e à supressão da medula óssea. Os doentes não imunes podem apresentar uma série de síndromas clínicos, incluindo anemia, coma, dificuldade respiratória e hipoglicemia, e podem ter uma elevada frequência de bacteriemia concomitante (Marsh et al., 1995; Berkley, et al., 199). As crianças podem apresentar uma anemia ligeira, moderada ou mesmo grave, com ou sem outras síndromes de doença grave (por exemplo, mal-estar, fadiga, dispneia ou dificuldade respiratória à medida que a acidose metabólica se sobrepõe) (Marsh et al., 1995; Krishna, et al., 1994; English et al., 1997; English et al., 2000).

A distribuição etária das síndromes de doença grave é impressionante mas mal compreendida. As crianças nascidas em zonas endémicas estão em grande parte protegidas do paludismo grave durante os primeiros seis meses de vida pela transferência passiva de imunoglobulinas maternas e pela presença de hemoglobina fetal, em vez de hemoglobina adulta. Mais informações sobre a forma como a hemoglobina fetal é relativamente resistente à digestão das proteases da malária e retarda o crescimento do parasita podem ser encontradas noutro local.

A apresentação da doença muda de anemia grave em crianças de um a três anos em zonas de alta transmissão para paludismo cerebral em crianças mais velhas em zonas de baixa transmissão (Snow et al., 1997). medida que a intensidade da transmissão diminui, o paludismo grave é mais frequente em grupos etários mais velhos.

Anemia crónica - A anemia também está presente nas pessoas com infeção malárica crónica. Muitas crianças podem apresentar uma anemia grave e um esfregaço de sangue negativo para parasitas da malária, mas a anemia responde ao tratamento antimalárico (Roberts et al., 2005; Snow et al., 1997). Numa série indiana de crianças com malária falciparum crónica, as que apresentavam anemia moderada a grave e hepatoesplenomegalia tinham um maior grau de hemólise, neutropenia, linfocitose atípica e trombocitopenia, mas um nível mais baixo de parasitemia do que os doentes com malária aguda (Sen et al., 1994). A produção reduzida, o aumento da depuração de células e o hiperesplenismo (que provoca o sequestro de neutrófilos e plaquetas no baço) podem ser responsáveis pela neutropenia e trombocitopenia observadas nestes casos. Atualmente, reconhece-se que os baixos níveis de parasitemia em crianças assintomáticas podem estar associados a níveis elevados de hepcidina (Howard et al., 2007; de Mast et al., 2009). Níveis elevados de hepcidina restringem a absorção de ferro e a transferência de ferro dos macrófagos da medula óssea para os eritrócitos em desenvolvimento durante a doença crónica ou a inflamação e na malária (de Mast et al., 2009; Prentice et al., 2011), podendo assim contribuir para a anemia crónica secundária à infeção por malária.

Deficiência de ferro - A deficiência de ferro concomitante é uma preocupação significativa na África Subsariana; representa um desafio de diagnóstico e gestão. O diagnóstico laboratorial da anemia por deficiência de ferro na malária aguda é um desafio porque a inflamação aumenta o nível de ferritina sérica (Somner et al., 2000; Das et al., 1997). As abordagens para o diagnóstico da deficiência de ferro são discutidas separadamente.

A deficiência de ferro pode ser protetora contra a infeção por malária; tem sido associada a uma redução da parasitemia, redução da incidência de malária grave (redução de 30 a 38%) e redução da mortalidade por todas as causas (redução de 60%) (Gwamaka et al., 2012; Muriuki et al., 2019). Além disso, a suplementação com ferro em zonas endémicas pode aumentar a morbilidade e a mortalidade por malária em crianças (Sazawal et al., 2006). Há menos preocupação com os efeitos adversos do ferro oral diário na gravidez, e uma revisão sistemática de 2015 concluiu que a suplementação de ferro pode reduzir o risco de anemia materna e deficiência de ferro na gravidez, possivelmente reduzindo também a incidência de baixo peso ao nascer e nascimentos prematuros (Peña-Rosas et al., 2015).

No entanto, pode ser difícil generalizar a relação entre a deficiência de ferro e os resultados da malária, uma vez que um estudo da Papua-Nova Guiné mostrou que a deficiência de ferro na gravidez estava associada a um maior peso à nascença, e isto não estava relacionado com a proteção contra a malária (Fowkes et al., 2018). Além disso, o crescimento de *P. falciparum* in vitro é reduzido em hemácias de grávidas anémicas na linha de base, mas aumenta durante a suplementação com ferro (Goheen et al., 2017). As questões relacionadas com a alteração do metabolismo do ferro e a gestão da deficiência de ferro são discutidas mais adiante.

Deficiências de folato e vitamina B12 - Embora as deficiências alimentares estejam generalizadas nas regiões onde o paludismo é endémico, não se pensa que a influência de níveis reduzidos de folato contribua de forma significativa para a diseritropoiese observada durante a AME (Abdalla, 1990). A descoberta de níveis baixos de vitamina B12 na malária sugere que a deficiência subclínica de vitamina B12 pode ter uma contribuição até agora não reconhecida para a anemia grave ou pode refletir um metabolismo ou transporte alterado da vitamina B12 durante a infeção (Calis et al., 2008).

Febre da água negra - A "febre da água negra" (FNB) é uma forma incomum de anemia na malária caracterizada por hemólise intravascular, aparecimento súbito de hemoglobina na urina e insuficiência renal (Abdalla, 1990; Tran et al., 1996; Naqvi et al., 1996). A coagulação intravascular disseminada (CIVD) e a fragmentação das hemácias podem acompanhar essa apresentação. Pode ser difícil correlacionar a FB com a infeção por malária; a parasitemia pode não ser detectada devido à lise síncrona de todas as hemácias infectadas. As séries de casos de FBC em África e no Sudeste Asiático observaram uma associação entre hemólise súbita e infeção por malária em indivíduos com deficiência de glucose-6-fosfato desidrogenase (G6PD) ou utilização de quinino (Tran et al., 1996; Delacollette et al., 1995). Entre os expatriados europeus que vivem em África, a FBC tem sido associada à utilização de agentes antimaláricos como a halofantrina, o quinino e a mefloquina. Uma associação causal entre a FBC e o quinino é apoiada pelo desaparecimento virtual da FBC de África no período que antecedeu 2010, após a substituição do quinino pela cloroquina (Bruneel et al., 2001).

Posteriormente, uma série de relatórios descreveu a FBC após o tratamento com derivados da artemisinina. Os derivados da artemisinina foram inicialmente descritos como estando associados a reticulocitopenia transitória. No entanto, o artesunato também tem sido associado a anemia hemolítica de início tardio, que por vezes requer transfusão. Estudos prospectivos na Europa mostraram que a hemólise tardia é observada em 25 a 30 por cento dos viajantes tratados para a malária com artesunato intravenoso e pode ser grave em até 10 por cento dos pacientes (Jauréguiberry et al., 2015; Rehman et al., 2014; Lalloo et al., 2016). Houve relatos de hemólise intravascular semelhante em crianças tratadas com terapias à base de artesunato em regiões de África, incluindo o Gana, o Gabão e o Uganda Oriental (Rolling et al., 2014; Olupot-Olupot et al., 2017).

As terapias à base de artesunato causam a expulsão de parasitas das hemácias do hospedeiro por pitting. Em viajantes infectados com malária em África e tratados com artesunato, a proteína 2 rica em histidina (HRP2) do parasita foi depositada na membrana de hemácias previamente infectadas. Um título elevado de anticorpos anti-HRP2 (detectado na diluição 1:500 de sangue total por testes de vareta HRP2) previu hemólise subsequente com 89% de sensibilidade e 73% de especificidade (Ndour et al., 2017). Informações adicionais sobre a anemia hemolítica retardada após o tratamento com artemisininas são apresentadas separadamente. A fisiopatologia da FBC não é completamente compreendida, quer para a FBC clássica quer para a FBC associada aos derivados da artemisinina. Os mecanismos possíveis são o stress oxidativo, um processo autoimune ou auto-anticorpos dependentes da droga. As contribuições relativas destes processos não foram estudadas de forma sistemática.

Anemia na malária por P. vivax - Embora a maioria dos trabalhos descreva a associação da malária *por P. falciparum* com anemia, a infeção por *P. vivax* pode, por vezes, causar doença grave, incluindo anemia e hemólise grave (Ndour et al., 2017; Rodríguez-Morales et al., 2006). A malária *por P. vivax* tem sido claramente associada à anemia durante a gravidez, bem como ao baixo peso à nascença dos filhos de mães infectadas (Nosten et al., 1999). Alguns estudos realizados na Índia rural sugerem que a doença grave está mais frequentemente associada à infeção *por P. vivax* do que à infeção por *P. falciparum* (Kochar et al., 2010). A anemia tem sido associada a um aumento da depuração de hemácias, reticulocitopenia e diseritropoiese (Jootar et al., 1993; Douglas et al., 2012; Panichakul et al., 2012).

EFEITO NA GRAVIDEZ - A malária falciparum na gravidez tem maior probabilidade de ser grave e complicada, uma vez que a placenta contém níveis elevados de parasitas. O diagnóstico da malária pode ser difícil se os parasitas estiverem concentrados na placenta e forem escassos no sangue. As mulheres grávidas podem sofrer uma série de consequências adversas da infeção por malária. Estas incluem anemia materna, acumulação placentária de parasitas através da ligação ao sulfato de condroitina A no espaço interviloso placentário (Ricke et al., 2000), baixo peso à nascença devido a prematuridade e atraso no crescimento intrauterino, exposição fetal a parasitas e infeção congénita, e aumento da mortalidade infantil. Calcula-se que 75 000 a 200 000 mortes de bebés estejam associadas à infeção por malária durante a gravidez todos os anos (Steketee et al., 2001).

Os casos importados de malária na gravidez podem apresentar-se com anemia grave e as séries de casos algo heterogéneas sugerem que estas infecções não raramente conduzem a aborto espontâneo (Käser et al., 2015). Num estudo, níveis elevados de anticorpos IgG maternos contra um antigénio de superfície variante (VSA) expresso em glóbulos vermelhos infectados com malária *P. falciparum* (PAM) associada à gravidez protegeram contra o baixo peso à nascença e a anemia materna (Staalsoe et al., 2004). Esta observação sugere uma área de investigação para futuras estratégias terapêuticas (por exemplo, vacinação baseada em VSA-PAM).

4.2 Hemólise dos glóbulos vermelhos

Hemácias parasitadas - Durante a infeção por malária, há uma perda óbvia de hemácias infectadas pela maturação do parasita e pelo reconhecimento pelos macrófagos. É improvável que a remoção de hemácias infectadas em humanos com parasitemias de menos de 1% tenha um impacto significativo no grau de anemia. No entanto, a lise de hemácias não infectadas contribui diretamente para o aparecimento de anemia em indivíduos com infeção aguda por malária, especialmente em crianças, nas quais a parasitemia é frequentemente superior a 10%. Os mecanismos que levam à hemólise das hemácias infectadas incluem:

Distribuição anormal dos fosfolípidos da membrana, como a fosfatidilserina (PS), a fosfatidilcolina e a fosfatidil-etanolamina (Schwartz et al., 1987). A PS pode ser exposta na superfície externa das células infectadas em conjunto com a maturação do parasita, desencadeando o reconhecimento e a fagocitose pelos macrófagos (Allen et al., 1988). Num estudo de caso-controlo de crianças com malária grave no Uganda, os níveis de anticorpos anti-PS e antiácido desoxirribonucleico (ADN) foram associados a anemia, lesão renal aguda, mortalidade após a alta e readmissão hospitalar (Rivera-Correa et al., 2019). Os autoanticorpos anti-PS, as células B atípicas e a anemia também foram associados *à* infeção por *P. vivax* em estudos longitudinais de doentes da Colômbia, América do Sul (Rivera-Correa et al., 2020).

Danos na membrana das hemácias devido à peroxidação lipídica induzida pelo heme libertado pela digestão da hemoglobina pelo parasita (Mohan et al., 1995).

Os glóbulos vermelhos infectados podem ser opsonizados por anticorpos específicos dirigidos contra os antigénios variantes do parasita (PfEMP-1) expressos na superfície dos glóbulos vermelhos.

A contribuição de cada um destes mecanismos indirectos de hemólise das células infectadas in vivo na infeção humana é incerta. No entanto, todos estes efeitos podem ser exagerados pela hiperatividade esplénica associada (hiperesplenismo) descrita abaixo. Durante a malária aguda *por P. falciparum*, podem ser detectadas hemácias que contêm antigénio de superfície de eritrócitos infectados por anéis (também conhecido como RESA ou Pf155), mas nenhum parasita intracelular (Angus et al., 1997). Isso poderia representar a remoção esplênica de parasitas intraeritrocitários sem destruição de hemácias e poderia explicar parte da disparidade entre a queda do hematócrito e a diminuição da contagem de parasitas observada em alguns pacientes hiperparasitêmicos.

Eritrócitos não infectados - Durante a infeção por malária, a destruição de hemácias não infectadas no baço (e possivelmente no fígado) é a principal causa da anemia por malária (Looareesuwan et al., 1987; Jakeman et al., 1999; Price et al., 2001). Os marcadores de hemólise extravascular e intravascular estão elevados em doentes com anemia malárica grave (Hb <5 g/dL) em comparação com crianças com malária ligeira (Fendel et al., 2010). Com base em observações clínicas e modelagem matemática, para cada hemácia infetada que é removida da circulação, aproximadamente 10 hemácias não infectadas são removidas (Jakeman et al., 1999). Em pacientes com malária, foi demonstrada uma diminuição da meia-vida de hemácias normais e um aumento da depuração de hemácias tratadas termicamente, o que é consistente com essas observações ((Looareesuwan et al., 1987a; Looareesuwan et al., 1987b; Looareesuwan et al., 1991).

Esta redução da sobrevivência das hemácias persiste durante algum tempo após a eliminação da parasitemia da malária, o que sugere uma ativação inespecífica persistente da função reticuloendotelial. A atividade e o número de macrófagos aumentam e o baço aumenta durante a infeção por malária humana, podendo assim contribuir para o aumento da remoção de células não infectadas (Mohan et al., 1995; Brown et al., 1990; Ladhani et al., 2002; Evans et al., 2006; Jenkins et al., 2006). O aumento da depuração de hemácias não infectadas deve-se a alterações extrínsecas e intrínsecas que aumentam o reconhecimento pelos fagócitos. Essas alterações incluem algumas ou todas as seguintes:

Redução da deformabilidade das hemácias não infectadas - O mecanismo responsável pela perda de deformabilidade é incerto, mas pode incluir o aumento da oxidação dos componentes da membrana (Nuchsongsin et al., 2007; Matthews et al., 2017). A redução da deformabilidade das hemácias está fortemente associada à mortalidade, tanto em adultos como em crianças com malária grave (Dondorp et al., 1997; Dondorp et al., 2002).

A peroxidação lipídica das membranas das hemácias pode ser mediada por citocinas pró-inflamatórias associadas à malária aguda ou como efeito direto de produtos do parasita ou lipoperóxidos induzidos pelo parasita, que demonstraram causar perda de deformabilidade das hemácias (Mohan et al., 1995; Dondorp et al., 2003; Omodeo-Salè ety al., 2005; Uyoga et al., 2012). Os níveis do antioxidante alfa-tocoferol estão reduzidos na membrana das hemácias de crianças com malária, o que é consistente com a hipótese de que a depleção local de antioxidantes pode contribuir para a perda de eritrócitos (Griffiths et al., 2001).

A deposição de imunoglobulina e complemento em hemácias não infectadas pode aumentar a captação mediada por receptores pelos macrófagos. Os primeiros estudos mostraram que um teste de antiglobulina direta (Coombs) positivo estava associado à anemia da malária. Os anticorpos eluídos eram específicos para antigénios derivados do parasita em vez de antigénios do hospedeiro e podem resultar de complexos imunes formados pela combinação de antigénios do parasita com anticorpos do hospedeiro (Facer et al., 1979; Facer et al., 1980). Estudos sobre as alterações na superfície das hemácias de pacientes com anemia malárica grave mostraram que as hemácias eram mais susceptíveis à fagocitose. Também mostraram um aumento da superfície de IgG e deficiências em CR1 e CD55 em comparação com os controlos (Waitumbi et al., 2000; Owuor et al., 2008; Gwamaka et al., 2011).

Os produtos do parasita que podem fazer parte dos complexos imunoglobulina-antigénio depositados em hemácias não infectadas incluem a proteína de superfície em anel 2 (RSP-2) *do P. falciparum* (Pouvelle et al., 2000; Douki et al., 2003). A RSP-2 é depositada em hemácias não infectadas e os anticorpos anti-RSP-2 podem facilitar a fagocitose mediada por complemento dessas hemácias não infectadas (Layez et al., 2005). Os danos causados às células eritróides em desenvolvimento pela RSP-2 e pela anti-RSP-2 podem contribuir para o desenvolvimento da AME.

Foram descritos autoanticorpos IgM e IgG de reação cruzada dirigidos contra as hemácias (Rosenberg et al., 1973; Lustig et al., 1977). Estes foram identificados como anticorpos anti-banda 3 e anti-espectrina num estudo sobre a malária *P. vivax* (Mourão et al., 2018).

Uma redução progressiva da carga negativa líquida da superfície celular e uma menor resistência à lise induzida pelo linoleico ocorrem antes do aparecimento dos parasitas no sangue (Sabolovic et al., 1994). A redução da carga negativa (potencial Zeta) promove a agregação das hemácias, aumentando as hipóteses de remoção esplénica.

As hemácias não infectadas de pacientes com malária aguda *por P. falciparum* apresentam alterações ultra-estruturais (el-Shoura et al., 1993).

A hemólise também pode resultar de medicamentos administrados para tratar a malária. Estes incluem a primaquina, que causa stress oxidativo em doentes com deficiência de glucose-6-fosfato, bem como a quinina, que pode contribuir para a hemólise através de mecanismos ainda não definidos.

A relação e a contribuição relativa destes factores para o aumento da remoção de hemácias não infectadas in vivo não foi estabelecida.

Hiperatividade esplénica e reticuloendotelial - Estudos ultra-estruturais do baço na malária *por P. falciparum* revelam um grande número de hemácias parasitadas e não parasitadas no citosol dos macrófagos, células litorais e reticulares, congestão e hemácias parasitadas nos sinusóides esplénicos e cordões esplénicos contendo rosetas de eritrócitos em torno de células apresentadoras de antigénios (Pongponratn et al., 1987). Estes resultados sugerem interações imunológicas e não imunológicas entre o baço e as hemácias em doentes com malária (Buffet et al., 2011). Várias alterações nas hemácias infectadas podem desempenhar um papel no aumento da filtração esplénica de hemácias (Safeukui et al., 2008). No entanto, como já foi referido, o aumento persistente da depuração de células não infectadas após a eliminação da parasitemia da malária sugere um aumento primário da filtração esplénica (Looareesuwan et al., 1987b). Esta hipótese foi avaliada num estudo sobre a depuração de hemácias autólogas marcadas com[51] Cr tratadas termicamente em doentes com malária aguda *por P. falciparum* (Looareesuwan et al., 1987a). A meia-vida de depuração das hemácias tratadas termicamente infundidas foi acentuadamente reduzida nos doentes com esplenomegalia (8,4 versus 63 minutos nos controlos), mas foi normal nos doentes sem esplenomegalia que apresentavam um menor grau de anemia.

Factores genéticos do hospedeiro - Há uma enorme variabilidade entre indivíduos na resposta ao paludismo que pode refletir factores genéticos do hospedeiro. Por exemplo, entre os grupos étnicos da África Ocidental, encontram-se taxas de infeção, morbilidade e respostas de anticorpos semelhantes entre os Mossi e os Rimaibe no nordeste de Ouagadougou no Burkina Faso (Modiano et al., 1996). Em contrapartida, os Fulani, que vivem juntos e estão expostos à mesma transmissão hiperendémica de *P. falciparum*, têm menos parasitemia, menos morbilidade e uma resposta de anticorpos mais elevada. O melhor resultado nos Fulani não podia ser explicado por diferenças na utilização de medidas de proteção contra a malária, factores socioculturais ou ambientais, ou factores genéticos conhecidos por estarem associados à resistência à malária. As variações genéticas que afectam a hemoglobina (por exemplo, mutação da hemoglobina falciforme) ou várias proteínas do citoesqueleto/membrana dos glóbulos vermelhos afectam o risco de paludismo e a gravidade da doença, conforme apresentado separadamente.

Muitas outras caraterísticas genéticas têm sido associadas à proteção contra a malária. No entanto, nenhuma destas associações foi consistentemente relatada como específica para a proteção contra uma síndrome da malária em oposição a outras. Em relação ao metabolismo do ferro, uma variante comum no gene da ferroportina (FPN), Q248H (glutamina para histidina na posição 248), impediu a degradação da FPN induzida pela hepcidina e protegeu contra a malária grave. A FPN Q248H parece ter-se tornado predominante nas populações africanas em resposta à pressão de seleção exercida pela doença da malária (Zhang et al., 2018). Vários polimorfismos da região promotora do gene do fator de necrose tumoral-alfa (alelo TNF2) podem atenuar ou aumentar os riscos de desenvolvimento de complicações da malária, como a malária cerebral e a anemia (McGuire et al., 1994; McGuire et al., 1999; Rihet, et al., 1998). Num estudo de crianças que vivem num ambiente onde a malária é endémica, um polimorfismo específico do nucleótido único do gene do fator de necrose tumoral foi associado a um risco acrescido de deficiência de ferro e de anemia por deficiência de ferro no final da estação da malária (Atkinson et al., 2008).

SUPRESSÃO DA MEDULA ÓSSEA - A resposta normal à anemia hemolítica é a estimulação da eritropoiese devido ao aumento da secreção de eritropoietina. No entanto, este mecanismo compensatório parece ser defeituoso em doentes com malária; a produção típica de eritrócitos é reduzida devido a uma combinação de uma diminuição primária dos progenitores eritróides, diseritropoiese, concentrações séricas de eritropoietina inadequadamente baixas e/ou incorporação reduzida de ferro nos glóbulos vermelhos (RBC) secundária a níveis elevados de hepcidina. Esses fatores são discutidos mais adiante.

Anomalias dos progenitores eritróides - Os doentes com malária falciparum grave podem ter um número reduzido de unidades eritróides formadoras de explosão (BFU-E) e de unidades formadoras de colónias (CFU-E). A redução do número de progenitores eritróides pode dever-se a factores circulantes capazes de inibir a eritropoiese, como demonstrado por um estudo em que o soro obtido durante a parasitemia em casos complicados suprimiu as BFU-E e as CFU-E em culturas de medula óssea (Abdalla et al., 1988). O desenvolvimento de gametócitos em eritroblastos na medula óssea também pode contribuir para a anemia em doentes com malária (Neveu et al., 2020).

Supressão eritropoiética e diseritropoiese - As primeiras observações da redução da eritropoiese na malária humana aguda foram feitas há mais de 80 anos, quando se observou reticulocitopenia na infeção por *P. vivax* e *P. falciparum*, seguida de reticulocitose após a eliminação do parasita (Clark et al., 2021). Posteriormente, foi demonstrado que a reticulocitopenia em doentes tailandeses com malária era acompanhada pela supressão da eritropoiese (Phillips et al., 1986) e era caracterizada por um defeito na maturação eritroide e pelo aumento da eritrofagocitose (Weatherall et al., 1983).

Os aspirados de medula óssea de crianças gambianas com anemia aguda revelaram um aumento da celularidade mas nenhuma diferença significativa no número total de eritroblastos quando comparados com pacientes não infectados. As crianças que apresentavam anemia crónica (parasitemia $<1\%$) tinham graus mais elevados de hiperplasia eritroide e diseritropoiese do que as crianças com malária aguda (Abdalla, 1990; Abdalla et al., 1980), com produção anormal de hemácias demonstrada por vacuolização citoplasmática, pontilhado, fragmentação, pontes intercitoplasmáticas, fragmentação nuclear e multinuclearidade. Isto coincidiu com a redução da reticulocitose, indicando uma perturbação funcional da produção de hemácias na medula óssea (Abdalla, 1990; Abdalla et al., 1980). Também foram observados sinais de diseritropoiese em doentes infectados com *P. vivax*

(Jootar et al., 1993). Num pequeno estudo de seis crianças com doença crónica, observou-se um aumento da proporção de eritroblastos policromáticos na fase G2 da divisão (Wickramasinghe et al., 1982). Após o tratamento da malária, a contagem de reticulócitos aumentou nestes doentes, o que apontava para o *P. falciparum* como a causa da diseritropoiese e da eritropoiese ineficaz.

Hemozoína e supressão da eritropoiese - A hemozoína (pigmento da malária, beta hematina), um subproduto do parasita devido à digestão incompleta da hemoglobina (Pagola et al., 2000), pode ter um papel no desenvolvimento eritroide deficiente através dos seus efeitos diretos na função dos monócitos humanos e/ou nos precursores eritróides (Skorokhod et al, 2010; Giribaldi et al., 2004; Casals-Pascual et al., 2006; Lamikanra et al., 2009) e isto é independente da produção de hemácias prejudicada causada por citocinas inflamatórias (Lamikanra et al., 2015). A hemozoína reduz a atividade da explosão oxidativa dos macrófagos humanos, evita a regulação positiva dos marcadores de ativação (Schwarzer et al., 1992; Schwarzer et al., 1998) e estimula a secreção de endoperóxidos biologicamente activos dos monócitos, como o 15(S)-hidroxieicosatetraenóico e o hidroxinonenal (Schwarzer et al., 1999; Schwarzer et al., 2003). Por conseguinte, a hemozoína pode afetar o crescimento dos eritróides através da oxidação dos lípidos da membrana (Giribaldi et al., 2004) ou de outros danos celulares que conduzem à paragem do ciclo celular e/ou à apoptose Lamikanra et al., 2009; Schwarzer et al., 1993; Aguilar et al., 2014). Estes endoperóxidos podem afetar o crescimento dos eritróides através da oxidação dos lípidos da membrana (Giribaldi et al., 2004).

A ingestão de hemozoína pelos macrófagos pode resultar na redução da expressão de prostaglandina-E2 (PGE2); níveis reduzidos de PGE2 foram associados a anemia e reticulocitopenia em crianças com malária (Anyona et al., 2012).

Num estudo clínico, os macrófagos contendo hemozoína e a hemozoína plasmática foram associados a anemia e supressão de reticulócitos (Casals-Pascual et al., 2006). Secções de medula óssea de crianças que morreram com malária grave mostraram uma associação significativa entre a quantidade de hemozoína localizada em precursores eritróides e macrófagos e a proporção de células eritróides anormais. Este efeito demonstrou ser independente do fator de necrose tumoral (TNF)-alfa.

Foi demonstrado que a presença de monócitos contendo pigmentos está associada a um risco significativamente maior de desenvolvimento de anemia malárica grave (ou seja, hemoglobina <60 g/L) em crianças em idade pré-escolar do Quénia infectadas com *P. falciparum* (Novelli et al., 2010).

Supressão da eritropoiese por citocinas - Durante a fase aguda da malária, há uma forte resposta inflamatória, que resulta num aumento do TNF-alfa e do interferão (IFN)-gama (Kwiatkowski et al., 1990). O TNF-alfa inibe todas as fases da eritropoiese (Dufour et al., 2003), enquanto o IFN-gama, juntamente com o TNF-alfa, inibe o crescimento e a diferenciação eritroide através da regulação positiva da expressão de TRAIL, TWEAK e CD95L nos eritroblastos em desenvolvimento (Felli et al., 2005). A interleucina (IL) 10, uma potente citocina anti-inflamatória, pode proteger contra a supressão da medula óssea e a atividade eritrofagocítica induzida pelo TNF-alfa e/ou atenuar outros estímulos pró-inflamatórios. Vários estudos clínicos demonstraram que um rácio baixo de IL-10 plasmática em relação ao TNF-alfa está associado à anemia malárica grave (AME) em crianças pequenas (Kurtzhals et al., 1998; Othoro et al., 1999). Além disso, vários polimorfismos no promotor do TNF-alfa humano apresentam uma maior associação com a anemia do que com a malária cerebral (McGuire et al., 1999).

Muitas outras citocinas pró-inflamatórias, como a IL-12, a IL-18 e o fator inibidor da migração (MIF), também têm sido implicadas na patogénese da anemia da malária. Nos seres humanos, a secreção de IL-12 e IL-18 pelos macrófagos induz a produção de IFN-alfa pelas células natural killer (NK), B e T (Malaguarnera et al., 2002), enquanto o MIF é produzido por células T e macrófagos activados e inibe a atividade anti-inflamatória dos glucocorticóides. Os dados sobre os níveis séricos de MIF em doentes com malária são consistentes com o seu papel como supressor hematopoiético em ratinhos, na medida em que as concentrações de MIF estão diminuídas nos doentes com anemia moderada (Awandare et al., 2006) e estão elevadas nos doentes com anemia mais grave (Chaiyaroj et al., 2004).

A associação da IL-12 com a malária falciparum grave é menos clara. Enquanto alguns estudos observam aumentos moderados da IL-12 e da IL-18 em doentes com anemia grave (Malaguarnera et al., 2002; Awandare et al., 2006), outros relatam diminuições da IL-12 em doentes com anemia grave (Hb <75 g/L) em comparação com controlos sem complicações (Hb >100 g/L), ou nenhum aumento significativo em doentes com doença grave em comparação com malária sem complicações (Chaiyaroj et al., 2004; Lyke et al., 2004). A âncora de glicofosfatidilinositol (GPI) para as proteínas MSP-1, MSP-2 e MSP-4 do merozoíto (Miller et al., 1993), produtos do parasita encontrados na circulação durante as infecções por malária, pode estar implicada nos efeitos das citocinas pró-inflamatórias na SMA. Os GPIs podem induzir a libertação de TNF-alfa dos macrófagos humanos (Schofield et al., 1993), o que poderia contribuir para a patologia da SMA. A resposta pró-inflamatória dos monócitos humanos ocorre através da interação dos GPIs com os TLR2 e TLR4 (Krishnegowda et al., 2005). Encontram-se anticorpos contra GPIs no soro de adultos de regiões endémicas do Quénia, mas em níveis reduzidos nas crianças que, em geral, têm uma doença mais grave e anemia (Naik et al., 2000).

O produto de degradação do heme, a hemozoína, também pode estar mais intimamente ligado a uma resposta imune inata e, portanto, à libertação de citocinas pró-inflamatórias, do que se pensava anteriormente. Em humanos, alguns estudos demonstraram que o pigmento sintético hemozoína induz a expressão de TNF-alfa, que tem sido associada à capacidade da hemozoína de induzir a metaloproteinase MMP-9 (Pichyangkul et al., 1994; Sherry et al., 1995; Prato et al., 2005). Dados de modelos murinos de malária sugeriram que a hemozoína estimula uma resposta pró-inflamatória inata (Jaramillo et al., 2004) através de uma via TLR9 dependente de MyD88 (Coban et al., 2005). Agora parece que a estimulação do TLR9 pode ser feita através do DNA associado à hemozoína.

Metabolismo do ferro alterado - Os aspectos clínicos da deficiência de ferro na malária são discutidos acima (ver 'Anemia crónica' acima); as questões relacionadas com a gestão da deficiência de ferro na malária são discutidas abaixo. A utilização e reciclagem deficientes do ferro podem contribuir para a gravidade da doença nas crianças que apresentam AME, que partilha muitas semelhanças com a anemia da doença crónica/anemia da inflamação (Phillips et al., 1986). A hormona peptídica hepcidina tem sido implicada na mediação da anemia da inflamação crónica, reduzindo a disponibilidade das reservas de ferro para a eritropoiese. A hepcidina é regulada por mediadores pró-inflamatórios, como o TNF e a IL-6, que estão elevados tanto nas infecções murinas como nos doentes que apresentam malária falciparum grave, embora outros factores derivados do parasita e do hospedeiro possam estar envolvidos na estimulação da produção de hepcidina (Howard et al., 2007; de Mast et al., 2009; Lyke et al., 2004; Langhorne et al., 2002; Armitage et al., 2009; de Mast *et al2010*).

Os níveis de hepcidina diminuem nas crianças mais gravemente doentes, uma vez que a hipóxia inibe a produção de hepcidina (Casals-Pascual et al., 2012). Os níveis elevados de hepcidina estimulados pela infeção da malária na fase sanguínea estão associados à inibição da infeção da malária na fase hepática em ratinhos (Portugal et al., 2011) e à redução da incorporação de ferro nas hemácias em humanos (de Mast et al., 2009; Prentice et al., 2012). As evidências da malária murina sugerem que o baixo nível de ferro sérico causado pela hepcidina elevada reduziu o crescimento do parasita e a progressão para doença grave (Wang et al., 2011). Estes resultados experimentais e clínicos são consistentes com o papel do ferro como fator de crescimento dos parasitas da malária e com o papel da hepcidina elevada e da redução do ferro disponível como resposta inata protetora à infeção por malária.

Eritropoietina - A queda dos níveis de hemoglobina circulante e a subsequente hipoxia tecidular deveriam normalmente estimular níveis elevados de eritropoietina (Epo). No entanto, a evidência clínica de níveis adequadamente elevados de Epo na AME é algo contraditória. Estudos efectuados em adultos da Tailândia e do Sudão sugeriram que as concentrações de Epo, embora elevadas, eram inadequadamente baixas para o grau de anemia (Burgmann et al., 1996; el Hassan et al., 1997). No entanto, vários estudos sobre a malária em crianças africanas com AME mostraram concentrações de Epo adequadamente elevadas (Newton et al., 1997; Kurtzhals et al., 1997; Nussenblatt et al., 2001; Verhoef et al., 2002). De facto, os níveis de Epo na AME são mais de três vezes superiores quando comparados com os de crianças anémicas sem malária (Casals-Pascual et al., 2006).

Evidências experimentais na malária murina sugerem que a Epo exógena pode regular negativamente as respostas inflamatórias induzidas por células T e células mielóides, reduzir a ativação endotelial e melhorar a integridade da barreira hemato-encefálica (Hempel et al., 2014; Wei et al., 2014). Embora a produção ineficaz ou inadequada de Epo possa contribuir para a AME em alguns contextos, em crianças africanas com malária a síntese de Epo está mais elevada do que o esperado. É mais provável que uma resposta reduzida à Epo, como se vê na anemia da doença crónica/anemia da inflamação, e não um nível inadequadamente baixo de Epo, seja a contribuição mais significativa para a patologia.

5.0 ALTERAÇÕES DO COMPLEMENTO NA INFECÇÃO *POR P.* INFECÇÃO POR MALÁRIA *FALCIPARUM*

Há muito que estão documentadas alterações no sistema do complemento devidas à infeção por malária (Rosenberg *et al.*, 1973; Greenwood & Brueton, 1974). Verificou-se que a atividade hemolítica total do complemento (CH50), juntamente com vários componentes da via clássica do complemento, diminui durante a infeção aguda por malária (Rosenberg *et al.*, 1973; Greenwood & Brueton, 1974; Adam *et al.*, 1981). No entanto, os componentes da via alternativa do complemento não diminuem em grande medida durante a infeção por malária (Greenwood & Brueton, 1974). Verificou-se que o grau de hipocomplementémia se correlaciona com várias complicações da malária, como a coagulação intravascular disseminada, a iterícia e a malária cerebral (Srichaikul *et al.*, 1975; Adam *et al.*, 1981), embora haja controvérsia sobre esta afirmação (Greenwood & Brueton, 1974).

Foi demonstrado num estudo (Phanuphak *et al.*, 1985) que a infeção aguda por falciparum está frequentemente associada a uma hipocomplementémia profunda. Clq, C4 e C3, mas não o fator B, foram os componentes do complemento mais afectados nesse estudo, sugerindo que apenas a via clássica do complemento estava envolvida. Foram efectuadas observações semelhantes noutros relatórios (Greenwood & Brueton, 1974; Adam *et al.*, 1981). Embora o significado clínico da hipocomplementemia na infeção por malária permaneça obscuro, é evidente que muitas das complicações da infeção por malária são mediadas pela ativação do complemento por complexos imunes (Adam *et al.*, 1981). No entanto, os estudos não conseguiram encontrar qualquer correlação significativa entre a hipocomplementémia e as complicações da malária (Greenwood & Brueton, 1974; Ganguly *et al.*, 1980).

A malária pode ativar o complemento através de vias independentes de C3 por meio da clivagem de C3 e C5 através de trombina e serina proteases libertadas por leucócitos fagocíticos ou pelo parasita (Huber-Lang *et al.*, 2002, 2006; Conroy *et al.*, 2009). Esta ativação excessiva do complemento durante a infeção por malária pode perturbar a regulação apertada que é importante durante uma gravidez saudável. A investigação em populações humanas e modelos de ratinhos apoia a hipótese de que a ativação do complemento induzida pela malária contribui para resultados adversos no nascimento, aumentando a inflamação e desregulando os processos angiogénicos essenciais para o desenvolvimento e a função normais da placenta (Conroy *et al.*, 2011, 2013).

5.1 Glóbulos brancos e Imunidade à infeção por paludismo.

Existem dois tipos de imunidade reconhecidos: a inata e a adaptativa (Janeway *et al.*, 2001). A imunidade inata é relativamente inespecífica e é a primeira linha de defesa do organismo contra muitos agentes patogénicos. A imunidade inata reside na pele, nas membranas mucosas, nas células polimorfonucleares (PMN), no sistema de complemento e em alguns grupos de células que são citotóxicas (William R. Beisel, 1999). Pelo contrário, a imunidade adaptativa é específica e depende da estimulação antigénica. Os antigénios são substâncias estranhas que provocam uma resposta imunitária. O sistema imunitário adaptativo é constituído por dois tipos de linfócitos. As células T, que constituem cerca de 70-75% da força imunitária adaptativa, e as células B, que representam 10-20%. A geração de receptores específicos para antigénios é um processo único e complexo que gera um número de receptores específicos para cada tipo de célula do sistema imunitário adaptativo, incluindo as células T e B. Após um processo complexo de formação e maturação, um linfócito circulante pode ligar-se a um antigénio (Alarcão, 2016). Vários tipos de células podem processar e apresentar estes antigénios às células T, ou os antigénios podem ser solúveis e estar ligados a receptores de células B (Alarcão, 2016). As interações entre células desencadeiam uma cascata de eventos que podem resultar na ativação das células T ou B e, em última análise, na defesa do hospedeiro (Alarcão, 2016).

Num estudo que mostrou as contagens de leucócitos dos doentes não infectados, *infectados com P. vivax* e *infectados com P. falciparum* nas clínicas da Tailândia e do Peru, as contagens de leucócitos dos doentes *infectados com P. falciparum* eram inferiores às dos doentes *infectados com P. vivax* e as contagens de leucócitos dos doentes *infectados com P. vivax* eram inferiores às dos doentes não infectados (McKenzie et al., 2005). Estas diferenças eram evidentes em cada local e em cada ano e foram confirmadas por testes estatísticos. O estudo comparou as distribuições das contagens de leucócitos em cada local e em cada ano para os doentes infectados *com P. falciparum*, *infectados com P. vivax* e não infectados. Em 11 dos 12 testes *U* de Mann-Whitney e em 9 dos 12 testes de Kolmogorov-Smirnov, incluindo todos os testes para comparações entre os pacientes *infectados por P. falciparum* e os pacientes não infectados e entre os pacientes *infectados por P. vivax* e os pacientes não infectados, os valores *de P* foram <.000001 (McKenzie et al., 2005). O maior valor *de P* dos testes *U* de Mann-Whitney foi de 0,0003, para a comparação entre os doentes *infectados com P. falciparum* e os doentes *infectados com P. vivax* na Tailândia em 1999. Os maiores valores *de P* dos testes de Kolmogorov-Smirnov foram também para comparações entre os doentes *infectados com P. falciparum* e os *infectados com P. vivax*: para os dados do Peru em 1999, $P = 0,03$; para os dados da Tailândia em 1999, $P = 0,008$; e para os dados do Peru em 1998, $P = 0,0003$. As diferenças na contagem de leucócitos não eram simplesmente uma função da densidade de parasitas assexuados, mas os dados apresentados davam valores medianos e limites de confiança de 95% para contagens de leucócitos, densidades de parasitas e temperaturas (McKenzie et al., 2005).

Na Tailândia, tanto em 1998 como em 1999, as densidades de parasitas durante as infecções *por P. falciparum* foram mais elevadas do que durante as infecções por *P. vivax* - os valores de *P* dos testes *U* de Mann-Whitney comparando as densidades de *P. falciparum* e *P. vivax* na Tailândia foram<.00001 - mas este não foi o caso no Peru: os valores *de P* foram .05 para 1998 e>.5 para 1999 (McKenzie et al., 2005). Além disso, a relação entre a contagem de leucócitos e a densidade do parasita não mostrou um padrão consistente quando considerada entre locais, anos e espécies infectantes. Em 7 das 8 combinações de local/ano/espécie infetante, a inclinação foi positiva e, em 5 das 8 combinações, a correlação foi significativa ao nível de $P < 0,01$: 2 na Tailândia e 3 no Peru; 2 em 1998 e 3 em 1999; e 2 para infeção por *P. falciparum* e 3 para infeção por *P. vivax*. (Como observado acima, a força da relação entre a contagem de leucócitos e a densidade de *P. vivax* no Peru deve ser interpretada com cautela). Quando as espécies infectantes não foram consideradas separadamente, a inclinação foi sempre positiva e a correlação foi significativa ao nível de $P < 0,01$ apenas no Peru (como seria de esperar, dada a semelhança na densidade do parasita entre as espécies infectantes) (McKenzie et al., 2005). Assim, as contagens de leucócitos eram mais altas e as densidades de parasitas eram mais baixas (nominalmente zero) nos pacientes não infectados, em comparação com as dos pacientes infectados, e as contagens de leucócitos eram mais altas nos pacientes infectados *por P. vivax*, em comparação com as dos pacientes *infectados por P. falciparum*, independentemente da densidade de parasitas (McKenzie et al., 2005). As correlações entre a contagem de leucócitos e a densidade do parasita foram geralmente positivas e, ao contrário das diferenças na contagem de leucócitos, foram irregularmente distribuídas entre locais, anos e espécies infectantes (McKenzie et al., 2005).

5.2 Grupo de diferenciação, linfócitos e seus subgrupos

O cluster of differentiation (CD) é um protocolo utilizado para a identificação e investigação de moléculas de superfície celular que constituem alvos para a imunofenotipagem de células (Zola *et al.*, 2006). O sistema CD é normalmente utilizado como marcadores celulares na imunofenotipagem, permitindo definir as células com base nas moléculas presentes na sua superfície. Estes marcadores são frequentemente utilizados para associar as células a determinadas funções imunitárias. Duas moléculas CD frequentemente utilizadas são as CD4 e CD8, que são, em geral, utilizadas como marcadores para células T auxiliares e citotóxicas, respetivamente (Figura 2). Estas moléculas são definidas em combinação com CD3+, uma vez que alguns outros leucócitos também expressam estas moléculas CD (alguns macrófagos expressam níveis baixos de CD4; as células dendríticas expressam níveis elevados de CD8). O vírus da imunodeficiência humana (VIH) liga-se a CD4 e a um recetor de quimiocinas na superfície de uma célula T helper para conseguir entrar. O número de células T CD4 e CD8 no sangue é frequentemente utilizado para monitorizar a progressão da infeção por VIH.

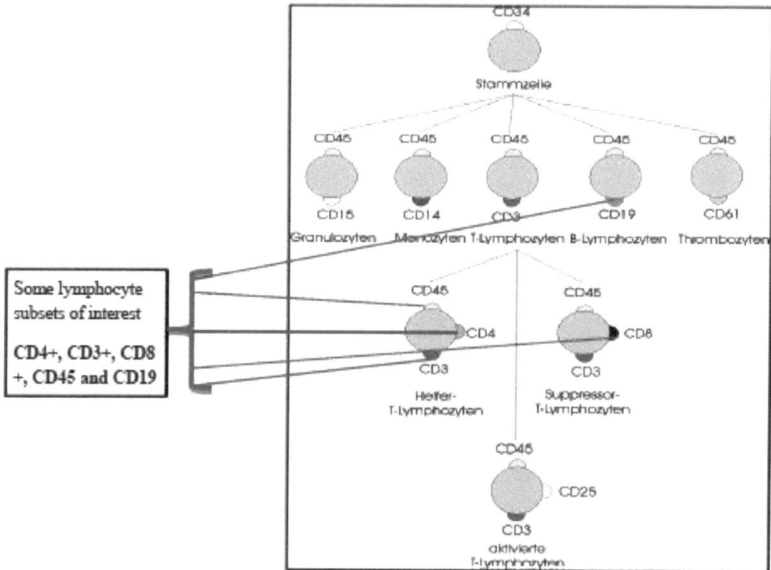

Figura 2. Cluster de diferenciação (Adaptado e modificado de https://en.wikipedia.org/wiki/Cluster_of_differentiation)

5.3 Os linfócitos e o seu desenvolvimento

Os linfócitos são glóbulos brancos com um aspeto uniforme, mas que desempenham diferentes funções. Incluem células T, B e células assassinas naturais (Larosa e Orange, 2008). São responsáveis pela produção de anticorpos, pela morte direta, mediada por células, de células infectadas por vírus e de células tumorais e pela regulação da resposta imunitária (Larosa e Orange, 2008). Em geral, a imunidade inata dos organismos multicelulares fornece os mecanismos para detetar os agentes patogénicos e montar rapidamente respostas protectoras. Entretanto, os vertebrados desenvolveram mecanismos de proteção adicionais que incluem linfócitos que reagem na presença de antigénios específicos utilizando receptores gerados a partir de segmentos de genes rearranjados (Litman *et al.*, 2010). Além disso, estas células permitem a memória imunológica, o que leva a uma forte imunidade em caso de reencontro com o mesmo agente patogénico. Estas funções são coletivamente conhecidas como imunidade adaptativa. Durante o processo de geração do recetor de células T (TCR) ou do recetor de células B (BCR), que são eventos-chave no sistema imunitário adaptativo, os linfócitos ganham especificidade e diversidade. O repertório de receptores é determinado por segmentos de genes somáticos aleatórios (V), diversidade (D) e junção (J) que se recombinam com a adição imprecisa de nucleótidos nas ligações dos segmentos. O complexo enzimático que efectua esta recombinação é designado por recombinase V (D) J e inclui as proteínas do gene ativador da recombinação (RAG) expressas nas células B e T (Sadofsky, 2001). O sucesso da recombinação é determinado pela expressão de um recetor de antigénio funcional, que permite a sobrevivência das células e a continuação do seu desenvolvimento.

5.3.1 Desenvolvimento das células T

Os precursores das células T iniciais são constituídos por quatro (4) segmentos do gene TCR, que incluem a, b, d e g, dentro dos quais ocorre a recombinação. Os co-receptores CD4 ou CD8 duplo-negativos não são expressos pelos precursores iniciais de células T. A recombinação é iniciada nos loci b, d e g, onde uma expressão bem sucedida de gdTCR resulta no compromisso com a linhagem de células T gd. As células T gd instalam-se nos tecidos linfóides e epiteliais depois de deixarem o timo, mantendo-se duplamente negativas. Por outro lado, o bTCR é expresso durante uma recombinação bem sucedida do loci b, levando à formação do pré-TCR após o emparelhamento com o seu recetor substituto, o pré-Ta. O pré-TCR produz sinais independentes de ligandos com a ajuda da maquinaria de sinalização CD3 rica em motivos de ativação baseada em imunotirosina (ITAM), facilitando assim a linhagem de células T ab e o compromisso de coexpressão CD4/CD8. Um ITAM é um componente dos imunoreceptores que permite a interação com moléculas de sinalização intracelular quando fosforilado.

Uma recombinação bem sucedida no loci-a gera um ab-TCR após a montagem do pré-TCR. Nesta altura, as moléculas de MHC carregadas com péptidos presentes no epitélio cortical tímico ligam-se às células DP, provocando uma seleção dependente do ligando. As moléculas MHC consistem em proteínas heterodiméricas e são responsáveis pela apresentação de antigénios peptídicos para reconhecimento pelas células T. A seleção das células DP depende da afinidade adequada à ligação ao MHC, na medida em que uma afinidade de ligação suficiente conduz a uma seleção positiva e uma afinidade insuficiente resulta na eliminação por apoptose. A interação com o complexo TCR e a molécula MHC é restringida pela especificidade do TCR e o co-recetor de células T CD4 restringe a interação ao MHC de classe II e o CD8 ao MHC de classe I (Landegren *et al.*, 2016). As células DP sobreviventes perdem então o co-recetor CD4 ou CD8 não envolvido no reconhecimento do MHC. Estas células monopositivas circulam para a medula tímica e as que reagem demasiado fortemente com os auto-antigénios apresentados pelos epitélios medulares e pelas células apresentadoras de antigénios (APC) derivadas da medula óssea são eliminadas por apoptose (seleção negativa). O gene regulador autoimune (AIRE), descoberto a partir do estudo da síndrome de poliendocrinopatia autoimune tipo 1, é necessário para a expressão de antigénios específicos do tecido pelos epitélios tímicos medulares, permitindo assim a tolerância central (Landegren *et al.*, 2016). O AIRE também está envolvido na diferenciação de células T reguladoras intratímicas (Lin et al., 2016). Estes processos de seleção positiva e negativa promovem células T viáveis capazes de reconhecer e responder a antigénios peptídicos no MHC, ao mesmo tempo que controlam as que têm auto-reatividade.

5.3.2 Desenvolvimento das células B

As células B desenvolvem-se na medula óssea, mas atingem a maturidade nos órgãos linfóides periféricos (Janeway, 2001). As fases de desenvolvimento são definidas pela expressão bem sucedida dos genes das imunoglobulinas de cadeia pesada e de cadeia leve. Os primeiros progenitores comprometidos com a linhagem de células B (células pro-B) iniciam a recombinação nos loci de imunoglobulina de cadeia pesada (Hagman et al., 2012). Uma recombinação bem sucedida leva à expressão da cadeia pesada m, distinguindo a célula pré-B. Com a cadeia leve substituta e a maquinaria de sinalização Iga/b, um heterodímero semelhante à imunoglobulina é expresso à superfície (pré-BCR). Os sinais do pré-BCR interrompem a recombinação da cadeia pesada m e inicia-se a recombinação da cadeia leve Igk ou Igl. A tirosina quinase de Bruton é importante na transdução deste sinal porque, quando deficiente, o desenvolvimento das células B é interrompido nas células pré-B iniciais (Kouro et al., 2001). A cadeia leve substituta é substituída por uma cadeia leve k ou l formada com sucesso e o BCR é expresso como IgM de superfície, distinguindo a célula B imatura. Nos ratinhos, as células B imaturas autorreativas são submetidas a edição do recetor, eliminação e indução de anergia para condicionar a tolerância (Nemazee, 2017). As células sobreviventes saem da medula óssea e dirigem-se para o baço, onde passam por fases transitórias de desenvolvimento e seleção adicional. O fator de ativação das células B (BAFF) e os sinais coestimulatórios relacionados influenciam positivamente a sobrevivência das células B de transição e promovem o desenvolvimento de células B maduras (Tabela 1).

Tabela 1. Principais populações de linfócitos e sua função imunitária

Population	Phenotype*	Immune function
Naive αβ T cells	$CD3^+CD45RA^+TCR\alpha\beta^+$	Cell-mediated adaptive immunity, specific peptide recognition restricted by MHCI/II
T_{EM}	$CD3^+CD45RO^+CD62L^-CCR7^-$	High peripheral precursor frequency, rapid effector response
T_{CM}	$CD3^+CD45RO^+CD62L^+CCR7^+$	High precursor frequency in lymphoid organs, rapid proliferation
T_H1	$CD3^+CD4^+(Tbet^+)$	Cell-mediated immunity, macrophage activation, produce: IFN-γ, TNF
T_H2	$CD3^+CD4^+(GATA3^+)$	B-cell help, allergic inflammation, produce: IL-4, IL-5, IL-13
T_H17	$CD3^+CD4^+(ROR\gamma t^+)$	Hyperinflammation, host defense, produce: IL-17, IL17F, TNF
Treg	$CD3^+CD4^+CD25^+(FOXP3^+)$	Contact-dependent suppression, produce: TGFβ, IL-10
T-regulatory type 1	$CD3^+CD4^+$	Immune regulation, high IL-10 production
Cytotoxic T lymphocyte	$CD3^+CD8^+(Eomes^+Tbet^+)$	Cell-mediated immunity, antigen-specific cytotoxicity, produce: IFN-γ, TNF, perforin, granzyme
NKT	$CD3^+CD56^+$	Multiple roles in immune response, produce: IFN-γ/TNF or IL-4/IL-13
γδ T cells	$CD3^+TCR\gamma\delta^+CD4^-CD8^-$	Component of epithelial immunity, some cytotoxicity, produce: IFN-γ, TNF
Naive B cells	$CD19^+IgM^+IgD^+$	Humoral adaptive immunity, natural antibodies, APC
Memory B cells	$CD19^+CD27^+IgM^+$	High-affinity BCR, rapid proliferation and differentiation on recall
Switched memory	$CD19^+CD27^+IgM^-$	High-affinity BCR, rapid recall, antibody with specific effector functions
Plasma cells	$CD38^+CD138^+$	Constitutive high-affinity antibody production
NK cells	$CD3^-CD56^+CD94^+$	Innate cytotoxicity, ADCC, produce: IFNγ, TNF, perforin, granzyme
$CD56^{BRIGHT}$	$CD56^{bright}CD16^{+/-}$	More cytokine production, less cytotoxicity
$CD56^{DIM}$	$CD56^{dim}CD16^+$	More cytotoxicity, less cytokine production

5.3.3 Subconjuntos de linfócitos e suas funções

Os linfócitos são uma população diversificada de células que participam tanto na imunidade inata como na adaptativa. A compreensão crescente das populações de linfócitos e das suas múltiplas funções efectoras sublinha a sofisticação da resposta imunitária. Para além das suas funções essenciais na defesa do hospedeiro contra micróbios e tumores, os linfócitos perpetuam a autoimunidade inflamatória e a atopia, contribuindo assim para a doença humana. Os subconjuntos de linfócitos recentemente conhecidos, os sinais necessários para a sua diferenciação e as suas moléculas efectoras constituem alvos para o desenvolvimento de novas estratégias terapêuticas.

6.0 IMPORTÂNCIA DOS PARÂMETROS HEMATOLÓGICOS DURANTE A INFECÇÃO POR MALÁRIA

Os parâmetros hematológicos referem-se a medições efectuadas no sangue e nos seus componentes. Alguns destes parâmetros incluem a contagem de células sanguíneas, a concentração de hemoglobina, o hematócrito, a contagem de plaquetas, o volume plaquetário médio (VPM), a largura da distribuição plaquetária (LPD) e os índices dos glóbulos vermelhos, que incluem o volume corpuscular médio (VCM), a hemoglobina corpuscular média (HCM), a concentração de hemoglobina corpuscular média (CHCM) e a largura da distribuição dos glóbulos vermelhos (LDR) (MedlinePlus, 2018). Os parâmetros hematológicos são medidos através da realização de um hemograma completo no sangue de um doente. Este procedimento pode ser efectuado manualmente ou por meios automatizados, utilizando um analisador hematológico. Este teste é efectuado para avaliar o estado geral de saúde de um indivíduo, detetar certas doenças e monitorizar o tratamento (Clínica Mayo, 2017). Estes parâmetros foram estudados durante anos em várias populações, pelo que foram estabelecidos valores de referência padronizados para as várias populações. No entanto, estes parâmetros são afectados por uma série de factores, como a idade, o sexo, a composição genética, a dieta e a etnia (A R *et al.*, 2012).

Por conseguinte, os parâmetros hematológicos não são utilizados no diagnóstico definitivo de doenças, servindo antes como uma ferramenta vital que aponta ao médico a causa provável da doença. As contagens de células sanguíneas determinam o número de eritrócitos e leucócitos que um indivíduo tem em circulação. O número de leucócitos em circulação pode ajudar a detetar a presença de infecções, enquanto o número de eritrócitos pode ser utilizado para avaliar a anemia. A contagem de plaquetas indica a quantidade de plaquetas em circulação e é valiosa, uma vez que a trombocitopenia e a trombocitose são indicadores de determinadas condições, como as infecções (Rose *et al.*, 2012). A concentração de hemoglobina também é essencial no diagnóstico da anemia e o nível de hematócrito pode ser utilizado em conjunto com os índices de glóbulos vermelhos na classificação da anemia (Cheesbrough, 2006).

A anemia, bem como as alterações noutros factores hematológicos, revela-se geralmente afetada pela malária (English et al., 1996; Chandra et al., 2012; Osaro et al., 2014). Isto é particularmente perigoso porque os incidentes recorrentes de malária podem causar anemia e acidose metabólica potencialmente fatais, especialmente em crianças (Dhangadamajhi et al.,

2019; Bakhubaira, 2013). Em comparação com as crianças sem malária, as crianças com malária apresentavam contagens de plaquetas significativamente mais baixas (Hänscheid et al., 2008). A prevalência de anemia entre as crianças com malária positiva era superior à das crianças com malária negativa (English et al., 1996). Em crianças infectadas com malária no Quénia ocidental, verificou-se que as plaquetas, os linfócitos, os eosinófilos, a contagem de glóbulos vermelhos e a hemoglobina (Hb) eram significativamente mais baixos (Maina et al., 2010).

Entretanto, as contagens absolutas de monócitos e neutrófilos e o volume plaquetário médio (VPM) eram mais elevados em comparação com as crianças não infectadas com malária (Maina et al., 2010). As crianças com contagens de plaquetas <150.000 μL tinham 13,8 vezes mais probabilidades (rácio de probabilidades) de ter malária (Maina et al., 2010). Da mesma forma, a malária foi relatada como uma das causas de pancitopenia (ou seja, hemoglobina < 10 g/dL, contagem absoluta de neutrófilos < $1,5 \times 10^9$ /L e contagem de plaquetas < 100×10^9 /L) em grupos etários pediátricos (Chandra et al., 2012). Um estudo realizado entre crianças no noroeste da Nigéria revela uma ocorrência significativamente maior de trombocitopenia e anemia entre indivíduos parasitados com *Plasmodium*, em comparação com controlos não parasitados (Osaro et al., 2014).

Os factores hematológicos são igualmente afectados pela malária tanto em adultos como em grupos pediátricos. Num estudo em que foram avaliadas as células sanguíneas e as plaquetas na infeção por malária *Plasmodium falciparum*, verificou-se que as alterações nos glóbulos brancos eram menos graves do que a trombocitopenia (Ifeanyichukwu & Esan, 2014). A trombocitopenia desapareceu normalmente com o tratamento da doença (Ifeanyichukwu & Esan, 2014). Noutro estudo, também se observou entre os doentes com malária que a frequência de alterações na hemoglobina e na contagem de plaquetas era mais proeminente, em comparação com a contagem de leucócitos (Joshi & Sapre). Além disso, verificou-se que a contagem de glóbulos vermelhos (RBC), hemoglobina (Hb), contagem de plaquetas, contagem de glóbulos brancos (WBC), contagem de neutrófilos, monócitos, linfócitos e eosinófilos era significativamente mais baixa em doentes infectados com malária (Kotepui et al., 2014).

Na malária grave, algumas das alterações hematológicas diferiam consoante as complicações desenvolvidas (Bakhubaira, 2013). Outros resultados mostram que, ao contrário da contagem de plaquetas e glóbulos brancos, a concentração de hemoglobina foi significativamente diferente entre as várias complicações da malária grave (Bakhubaira, 2013). No entanto, noutros estudos, as seguintes anomalias hematológicas acompanharam regularmente a infeção por malária: anemia, trombocitopenia, esplenomegalia, leucopenia, leucocitose, linfocitose atípica ligeira a moderada e, raramente, coagulação intravascular disseminada (Jairajpuri et al., 2014; Facer, 1994). Sen et al. relataram um menor grau de parasitemia nas pessoas com malária crónica *por Plasmodium falciparum* (Sen, 1994). Não obstante, a anemia, a neutropenia, a linfocitose, a monocitose e a trombocitopenia foram mais graves nos doentes com malária crónica *por Plasmodium falciparum*, em comparação com os doentes com malária aguda *por Plasmodium falciparum* (Sen, 1994).

No entanto, a trombocitopenia foi referida como um sinal precoce de infeção por malária, especialmente na malária por *Plasmodium falciparum* (Aggarwal et al., 2005). Entre as crianças, a baixa concentração de hemoglobina e a contagem de plaquetas foram os factores de previsão mais importantes da infeção por malária (Maina et al., 2010) [15]. Houve uma correlação direta entre o rácio de monócitos e linfócitos e o risco de malária clínica entre crianças com infeção assintomática *por Plasmodium falciparum* foi maior (Warimwe et al., 2013). Conforme relatado noutro estudo, as contagens baixas de linfócitos, leucócitos e plaquetas foram os preditores mais importantes da infeção por malária (Kotepui et al., 2014). Muitos outros estudos também referiram que os trombócitos, leucócitos e hemácias são os principais tipos de células que se sabe serem afectados pela infeção por malária (Maina et al., 2010; Bakhubaira, 2013; Warimwe et al., 2013). Consequentemente, os parâmetros hematológicos podem contribuir para a determinação do fardo da malária. Isto é especialmente útil, na ausência de um teste de diagnóstico diferencial que possa ser utilizado para diferenciar entre a doença do paludismo e a parasitemia com febre concomitante de uma causa diferente (Bronzan et al., 2008).

Nos países endémicos, existem complicações no diagnóstico da malária porque os indivíduos com imunidade parcial à malária podem estar parasitados mas não doentes, ou estar doentes devido a outra doença (Bronzan et al., 2008). Para os pacientes que estão parasitados e adoecem de malária grave, a microscopia é o método preferido para monitorizar a resposta ao tratamento porque pode fornecer uma avaliação quantitativa da parasitemia (Lo et al., 2015). No entanto, em ambientes com poucos recursos, existe uma grande variabilidade na especificidade e na sensibilidade do método de microscopia, o que constitui um desafio para a prestação de serviços de microscopia de qualidade (Wongsrichanalai et al., 2007). A sensibilidade dos testes de diagnóstico rápido (RDT) é igualmente muito determinada por factores como o antigénio, as espécies de malária visadas e o produto específico utilizado (Happi et al., 2004; Iqbal et al., 2002).

Um hemograma completo é frequentemente efectuado quando um indivíduo apresenta uma doença no hospital, a fim de analisar os parâmetros hematológicos. Em indivíduos saudáveis, os parâmetros hematológicos, como a concentração de hemoglobina, os índices de glóbulos brancos, o HCT, o MCH, o MCHC e a contagem de plaquetas, estão todos dentro do intervalo de referência normal, mas quando se está infetado com malária ocorrem alguns distúrbios (Rodrigues-da-Silva *et al.*, 2014). Várias alterações hematológicas, como anemia, trombocitopenia, leucocitose ou leucopenia, são observadas na infeção por malária (Kotepui *et al.*, 2015b). A linfocitopenia foi frequentemente descrita em doentes com malária, mas os estudos sobre a sua associação com a gravidade da doença produziram resultados contraditórios (van Wolfswinkel *et al.*, 2013). Por conseguinte, é necessário estabelecer um padrão entre os parâmetros hematológicos e a parasitemia na infeção por malária face à gravidade da doença.

6.1 Relação entre a parasitemia da malária e os índices hematológicos

A malária é causada por uma infeção com as várias espécies do plasmodium, um parasita do sangue, como já foi referido. Uma vez que o parasita vive no sangue, as suas actividades têm um efeito sobre o sangue e os seus componentes, afectando assim os parâmetros hematológicos. Durante o ciclo reprodutivo da malária, ocorre a lise dos glóbulos vermelhos em circulação, o que provoca uma redução do número de glóbulos vermelhos em circulação e também da concentração de hemoglobina (Lazar, 2002). Durante um estudo realizado, observou-se que a contagem de hemácias, a concentração de hemoglobina, a contagem de plaquetas e a contagem de leucócitos eram afectadas nos doentes com malária. O estudo também mostrou que a contagem de neutrófilos era significativamente mais elevada em doentes com níveis elevados de parasitemia da malária em comparação com os que tinham níveis mais baixos de parasitemia, enquanto os níveis de linfócitos e monócitos eram mais baixos nos doentes com níveis elevados de parasitemia (Kotepui *et al.*, 2015a).

Noutro estudo realizado em 172 doentes com malária, as alterações hematológicas, incluindo a redução da concentração de Hb, a trombocitopenia e a leucopenia, apresentaram uma correlação estatisticamente significativa com a infeção por malária (Rodrigues-da-Silva *et al.*, 2014). Um estudo também realizado no Gana, envolvendo 1629 crianças com menos de 5 anos com malária clínica e 445 crianças aparentemente saudáveis que serviram de controlo, observou que o rácio monócitos/linfócitos obtido se correlacionava positivamente com a presença de malária, bem como com o nível de parasitemia (Antwi-Baffour *et al.*, 2018). Embora vários trabalhos tenham correlacionado alguns parâmetros hematológicos com a parasitemia, nem todos os parâmetros foram correlacionados. A trombocitopenia foi a anomalia hematológica mais comum nos doentes com malária. O resultado deste estudo é superior quando comparado com os resultados dos estudos de Bashawri et al., (2002) e Khan et al., (2008). Esta diferença pode ser atribuída à diferença na estirpe do parasita *Plasmodium*, que pode ter diferentes padrões de virulência e doença, ou à diferença no nível de endemicidade da malária em diferentes áreas geográficas (Bhandary et al., 2011). A causa da trombocitopenia na malária é pouco conhecida; no entanto, sugere-se que o aumento da destruição das plaquetas e a redução do seu tempo de vida ocorrem durante a malária, o que está frequentemente associado a esplenomegalia palpável e a complexos imunes circulantes (Khan et al., 2008).

A anemia foi a segunda anomalia hematológica mais frequentemente observada nas infecções por malária. Neste estudo, a anemia foi mais frequente nos casos de *P. falciparum* do que nos *de P. vivax*. Isto indica que a anemia está mais associada à infeção por *P. falciparum*. Este estudo é consistente com os estudos efectuados por Jain e Kaur, (2008) [18] e Shah et al, (2007)[19] mas difere dos estudos realizados no Dubai, que indicaram que não havia diferença significativa na incidência de anemia entre as infecções por *P. falciparum* (67%) e *P. vivax* (63%) (Abro et al., 2008) e que havia também uma frequência quase igual de anemia nos dois grupos de malária, 56% em *P. falciparum* e 61,9% em *P. vivax* (Win et al., 2006). A patogénese da anemia na malária é multifatorial e incompletamente compreendida; factores como a destruição mecânica dos glóbulos vermelhos parasitados, a redução da produção de hemácias na medula óssea e a fagocitose de hemácias infectadas pelo parasita estão entre os mecanismos que se sugere estarem envolvidos (Maina et al., 2010). O fator de necrose tumoral e a IL-10 também têm sido implicados no desenvolvimento da anemia malárica por *P. falciparum* (Misgina, 2005).

A leucopenia foi frequentemente detectada na alteração total de leucócitos e ocorreu em 48% dos doentes com malária. Este facto está próximo de um relatório anterior em que a leucopenia se apresentou em 36,5% dos casos de *P. falciparum* (Win, 2006). A leucopenia também foi encontrada em 30,4% das infecções por malária (Kassa et al., 2005). A leucopenia foi apresentada em 22,1%, 20,9% e 18,4% dos indivíduos em infecções por *P. vivax*, *P. falciparum* e infecções mistas, respetivamente (Rasheed et al., 2009).

Os valores médios de Hgb e plaquetas foram significativamente mais baixos nos doentes com malária *por P. falciparum* e *P. vivax* em comparação com os indivíduos negativos para a malária (*P*<*0*,0001). Isto indica que as infecções por *P. falciparum* e *P. vivax* podem ter induzido a depleção do nível de plaquetas e Hgb no sangue periférico dos indivíduos infectados. Este facto está de acordo com os resultados anteriores de Maina et al., (2010) e Koltas et al., (2007).

A neutrofilia foi menos frequentemente observada entre os casos de malária neste estudo, sendo a frequência de ocorrência nos dois tipos de infeção por malária *P. falciparum* (21%) e *P. vivax* (37,7%). Este resultado é inferior ao de outro relatório em que a neutrofilia foi observada em 48% na infeção por *P. falciparum* e em 65,8% na infeção *por P. vivax (*Kassa et al., 2005). Durante uma infeção fulminante *por P. falciparum* e *P. vivax*, os neutrófilos são muito solicitados, pelo que o seu número pode aumentar na circulação sanguínea periférica (Misgina, 2005).

A linfopenia foi também uma alteração hematológica frequente na infeção por malária, tendo ocorrido em 54% dos casos de malária, com uma frequência de ocorrência quase semelhante nos dois tipos de espécies de malária: 56% em *P. falciparum* e 54% em *P. vivax*. Este valor é superior ao de um relatório do Dubai em que 24% do total de doentes com malária apresentavam linfopénia (Abro et al., 2008). Isto sugere que a depleção de linfócitos no sangue periférico não apresenta uma diferença na taxa de ocorrência nos dois tipos de infeção por malária. Existem provavelmente dois mecanismos possíveis que podem explicar a depleção de subconjuntos de linfócitos do sangue periférico em doentes com malária aguda *por P. falciparum* e *P. vivax*: sequestro de linfócitos por aprisionamento nos gânglios linfáticos e morte anormal das células por apoptose (Misgina, 2005).

A contagem de plaquetas, tanto na infeção por *P. falciparum* como *por P. vivax*, foi significativa e inversamente correlacionada com a densidade de parasitas na fase assexuada. Isto é consistente com outros estudos que registaram uma relação inversa entre o nível de parasitemia da malária e a contagem de plaquetas no sangue periférico (Maina et al., 2010; Erhart et al., 2004). O nível de plaquetas diminui à medida que o grau de parasitemia da malária aumenta, e a trombocitopenia pode ser utilizada para determinar a presença e a gravidade da malária (George & Ewelike-Ezeani, 2011). Devido a um aumento do TNF-α na infeção por malária, mais moléculas de adesão e respectivos receptores serão expressos nas superfícies dos linfócitos e nas células endoteliais dos gânglios linfáticos através da ação do TNF-α; isto faz com que mais linfócitos fiquem presos nos gânglios linfáticos, em oposição ao aumento das densidades da fase assexuada (Misgina, 2005).

A trombocitopenia tem uma prevalência elevada neste estudo, o que é apoiado por um estudo efectuado na Índia (Lathia & Joshi, 2004), e Bhandary et al. (2011) indicam que dá pistas para o diagnóstico diferencial da malária em relação a outras doenças febris agudas. Isto sugere que a trombocitopenia pode ser utilizada como um critério de diagnóstico de apoio para a malária, para além dos índices clínicos, em circunstâncias em que o diagnóstico microscópico não é suficiente, como no caso de baixa densidade parasitária.

REFERÊNCIAS

A R, s. et al. (2012) 'the reference intervals for the haematological parameters in healthy adult population of chennai, southern India.' journal of clinical and diagnostic research : jcdr. jcdr research & publications private limited, 6(10), pp. 1675-80.

Abdalla S, Weatherall DJ, Wickramasinghe SN, Hughes M. The anaemia of P. falciparum malaria. Br J Haematol. 1980 Oct;46(2):171-83.

Abdalla SH, Wickramasinghe SN. Um estudo das células progenitoras eritróides na medula óssea de crianças da Gâmbia com malária falciparum. Clin Lab Haematol. 1988;10(1):33-40.

Abdalla SH. Hematopoiese na malária humana. Blood Cells. 1990;16(2-3):401-16; discussão 417-9. PMID: 2257320.

Abdalla SH. Hematopoiese na malária humana. Blood Cells. 1990;16(2-3):401-16; discussão 417-9. PMID: 2257320.

Abro A. H., Ustadi A. M., Younis N. J., Abdou A. S., Hamed D., Saleh A. A. Malária e alterações hematológicas. *Jornal de Ciências Médicas do Paquistão.* 2008;24(2):p. 287.

Abro AH, Ustadi AM, Younis NJ, Abdou AS, Hamed DA, Saleh AA. Malária e alterações hematológicas. *Pak J Med Sci.* 2008;24(2):287-291.

Afrifa-yamoah, et al. (2016) 'trend analysis of malaria cases in ghana from trend analysis of malaria cases in ghana from 1985 -', sky journal of medicine and medical sciences, 4(4), pp. 028-033.

Aggarwal A., Rath S., Shashiraj Plasmodium vivax malaria presenting with severe thrombocytopenia. *Jornal de Pediatria Tropical.* 2005;51(2):120-121.

Aguilar R, Moraleda C, Achtman AH, Mayor A, Quintó L, Cisteró P, Nhabomba A, Macete E, Schofield L, Alonso PL, Menéndez C. A gravidade da anemia está associada à hemozoína da medula óssea em crianças expostas ao Plasmodium falciparum. Br J Haematol. 2014 Mar;164(6):877-87.

Allen TM, Williamson P, Schlegel RA. Phosphatidylserine as a determinant of reticuloendothelial recognition of liposome models of the erythrocyte surface. Proc Natl Acad Sci U S A. 1988 Nov;85(21):8067-71.

Angus BJ, Chotivanich K, Udomsangpetch R, White NJ. Remoção in vivo de parasitas da malária dos glóbulos vermelhos sem a sua destruição na malária falciparum aguda. Blood. 1997 Sep 1;90(5):2037-40.

Antwi-Baffour, S. et al. (2018) "correlação da parasitemia da malária com o rácio de monócitos e linfócitos no sangue periférico como indicador da suscetibilidade à malária grave em crianças ganesas", malaria journal, 17(1), p. 419.

Anyona SB, Kempaiah P, Raballah E, Davenport GC, Were T, Konah SN, Vulule JM, Hittner JB, Gichuki CW, Ong'echa JM, Perkins DJ. A expressão sistémica reduzida do gene da biciclo-prostaglandina-E2 e da ciclo-oxigenase-2 está associada a uma eritropoiese ineficaz e a uma maior captação de hemozoína monocítica em crianças com anemia malárica grave. Am J Hematol. 2012 Aug;87(8):782-9.

Armitage AE, Pinches R, Eddowes LA, Newbold CI, Drakesmith H. Os eritrócitos infectados com Plasmodium falciparum induzem a síntese do ARNm da hepcidina (HAMP) pelas células mononucleares do sangue periférico. Br J Haematol. 2009 Dec;147(5):769-71.

Atkinson SH, Rockett KA, Morgan G, Bejon PA, Sirugo G, O'Connell MA, Hanchard N, Kwiatkowski DP, Prentice AM. Os haplótipos SNP do fator de necrose tumoral estão associados à anemia por deficiência de ferro em crianças da África Ocidental. Blood. 2008 Nov 15;112(10):4276-83.

Autino, B. et al. (2012) "epidemiologia da malária em zonas endémicas". revista mediterrânica de hematologia e doenças infecciosas. Universidade Católica de Roma, 4(1), p. e2012060.

Awandare GA, Hittner JB, Kremsner PG, Ochiel DO, Keller CC, Weinberg JB, Clark IA, Perkins DJ. Diminuição da proteína do fator inibidor da migração de macrófagos (MIF) circulante e dos transcritos de MIF das células mononucleares do sangue em crianças com malária por Plasmodium falciparum. Clin Immunol. 2006 May;119(2):219-25.

Bakhubaira S. Hematological parameters in severe complicated Plasmodium falciparum malaria among adults in Aden. *O Jornal Turco de Hematologia.* 2013;30(4):394-399.

Bashawri L, Mandil A, Bahnassy A, Ahmed M. Malária: Aspectos hematológicos. *Anais da Medicina Saudita.* 2002;22:5-6.

Bedu-Addo G, Bates I. Causas de esplenomegalia tropical maciça no Gana. Lancet. 2002 Aug 10;360(9331):449-54.

Berkley J, Mwarumba S, Bramham K, Lowe B, Marsh K. Bacteraemia complicando a malária grave em crianças. Trans R Soc Trop Med Hyg. 1999 May-Jun;93(3):283-6.

Bhandary N, Vikram GS, Shetty H. Thrombocytopenia in malaria. *Biomed Res.* 2011;22(4):489-491.

Bhatt, k. m. (1994) 'laboratory diagnosis of malaria -- overview.', african journal of medical practice african academy of sciences, 1(1), p. 12.

Bidaki Z, Dalimi A. Biochemical and hematological alteration in *vivax* malaria in Kahnouj city. *J Rafsanjan Univ Med Sci.* 2003;3:17-24.

Bilal, j. a. et al. (2016) 'malaria parasite density estimation using atual and assumed white blood cells count in children in eastern sudan', journal of tropical pediatrics. oxford university press, 62(2), pp. 171-175.

Bloland, p. b. e Williams, h. a. (2003) malaria control during mass population movements and natural disasters. National academies press.

Boele van Hensbroek M, Calis JC, Phiri KS, Vet R, Munthali F, Kraaijenhagen R, van den Berg H, Faragher B, Bates I, Molyneux ME. Pathophysiological mechanisms of severe anaemia in Malawian children (Mecanismos fisiopatológicos da anemia grave em crianças do Malawi). PLoS One. 2010 Sep 7;5(9):e12589.

Bronzan R. N., McMorrow M. L., Patrick Kachur S. Diagnosis of malaria. *Molecular Diagnosis & Therapy*. 2008;12(5):299-306.

Brooks, G. F. et al. (2013) jawetz, melnick & adelberg's medical microbiology, 26th edition, journal of chemical information and modeling.

Brown AE, Webster HK, Teja-Isavadharm P, Keeratithakul D. Macrophage activation in falciparum malaria as measured by neopterin and interferon-gamma. Clin Exp Immunol. 1990 Oct;82(1):97-101.

Bruce-Chwatt, L. J. (1981) 'Alphonse Laveran's discovery 100 years ago and today's global fight against malaria', journal of the royal society of medicine. Sage publicationssage uk: londres, inglaterra, 74(7), pp. 531-536.

Bruneel F, Gachot B, Wolff M, Régnier B, Danis M, Vachon F; Grupo Correspondente. Ressurgimento da febre da água negra em expatriados europeus de longa duração em África: relato de 21 casos e revisão. Clin Infect Dis. 2001 Apr 15;32(8):1133-40.

Buffet PA, Safeukui I, Deplaine G, Brousse V, Prendki V, Thellier M, Turner GD, Mercereau-Puijalon O. The pathogenesis of Plasmodium falciparum malaria in humans: insights from splenic physiology. Blood. 2011 Jan 13;117(2):381-92.

Burgmann H, Looareesuwan S, Kapiotis S, Viravan C, Vanijanonta S, Hollenstein U, Wiesinger E, Presterl E, Winkler S, Graninger W. Serum levels of erythropoietin in acute Plasmodium falciparum malaria. Am J Trop Med Hyg. 1996 Mar;54(3):280-3.

Bynum, B. (2008) "a history of malaria", the lancet. Elsevier, 371(9622), pp. 1407-1408.

Byrne, J. P. (ed.) (2008) encyclopedia of pestilence, pandemics, and plagues. Greenwood.

Calis JC, Phiri KS, Faragher EB, Brabin BJ, Bates I, Cuevas LE, de Haan RJ, Phiri AI, Malange P, Khoka M, Hulshof PJ, van Lieshout L, Beld MG, Teo YY, Rockett KA, Richardson A, Kwiatkowski DP, Molyneux ME, van Hensbroek MB. Severe anemia in Malawian children. N Engl J Med. 2008 Feb 28;358(9):888-99.

Casals-Pascual C, Huang H, Lakhal-Littleton S, Thezenas ML, Kai O, Newton CR, Roberts DJ. A hepcidina demonstra uma associação bifásica com a anemia na malária aguda por Plasmodium falciparum. Haematologica. 2012 Nov;97(11):1695-8.

Casals-Pascual C, Kai O, Cheung JO, Williams S, Lowe B, Nyanoti M, Williams TN, Maitland K, Molyneux M, Newton CR, Peshu N, Watt SM, Roberts DJ. Suppression of erythropoiesis in malarial anemia is associated with hemozoin in vitro and in vivo. Blood. 2006 Oct 15;108(8):2569-77.

CDC (2017a) 'CDC - malária - sobre a malária - história'.

CDC (2017b) 'CDC - malária - sobre a malária - história - ross e a descoberta de que os mosquitos transmitem os parasitas da malária'.

CDC (2018a) 'CDC - malária - sobre a malária - biologia'.

CDC (2018b) 'CDC - malária - sobre a malária - biologia - parasitas da malária'.

CDC (2019a) 'CDC - malária - sobre a malária - onde a malária ocorre'.

CDC (2019b) 'CDC - malária - diagnóstico & tratamento (estados unidos) - diagnóstico (u.s.)'.

Chaiyaroj SC, Rutta AS, Muenthaisong K, Watkins P, Na Ubol M, Looareesuwan S. Níveis reduzidos do fator de crescimento transformador-beta1, interleucina-12 e aumento do fator inibidor da migração estão associados à malária grave. Ata Trop. 2004 Feb;89(3):319-27.

Chandra S., Bhattacharjee P., Naik L., Sekher C. Pancitopenia em crianças: perfil etiológico no Norte da Índia. *Journal of Medical Science and Research.* 2012;3(1):p. 17.

Charan, J. e Biswas, T. (2013) "como calcular o tamanho da amostra para diferentes desenhos de estudo na investigação médica?", indian journal of psychological medicine. Wolters kluwer -- medknow

Cheesbrough, m. (2006) district laboratory practices in tropical countries part 2. Segunda edição. Cambridge University Press.

Clark IA, Schofield L. Pathogenesis of malaria (Patogénese da malária). *Parasitol Today.* 2000;16(10):451-454.

Clark MA, Kanjee U, Rangel GW, Chery L, Mascarenhas A, Gomes E, Rathod PK, Brugnara C, Ferreira MU, Duraisingh MT. A infeção por Plasmodium vivax compromete a estabilidade dos reticulócitos. Nat Commun. 2021 Mar 12;12(1):1629.

Coban C, Ishii KJ, Kawai T, Hemmi H, Sato S, Uematsu S, Yamamoto M, Takeuchi O, Itagaki S, Kumar N, Horii T, Akira S. O recetor Toll-like 9 medeia a ativação da imunidade inata pelo pigmento hemozoína da malária. J Exp Med. 2005 Jan 3;201(1):19-25.

Cornelissen, C. N., Fisher, B. D. e Harvey, R. A. (2012) "Microbiology", p. 448.

cox, f. e. (2010) "history of the discovery of the malaria parasites and their vectors", parasites & vectors. Biomed central, 3(1), p. 5.

Cox, F. e. g. (2002) "History of human parasitology." Clinical microbiology reviews. American society for microbiology journals, 15(4), pp. 595-612.

Cox-Singh, J. et al. (2008) 'plasmodium knowlesi malaria in humans is widely distributed and potentially life threatening', clinical infectious diseases, 46(2), pp. 165-171.

D'Acremont V, Landry P, Mueller I, Pécoud A, Genton B. Preditores clínicos e laboratoriais de malária importada num ambiente ambulatório. *Am J Trop Med Hyg.* 2002;66(5):481-486.

Das BS, Thurnham DI, Das DB. Influence of malaria on markers of iron status in children: implications for interpreting iron status in malaria-endemic communities. Br J Nutr. 1997 Nov;78(5):751-60.

David, G. et al. (Eds) (2012) medical microbiology. 18th edn. churchill livingstone. doi: 9780702040900.

de Mast Q, Nadjm B, Reyburn H, Kemna EH, Amos B, Laarakkers CM, Silalye S, Verhoef H, Sauerwein RW, Swinkels DW, van der Ven AJ. Assessment of urinary concentrations of hepcidin provides novel insight into disturbances in iron homeostasis during malarial infection. J Infect Dis. 2009 Jan 15;199(2):253-62.

de Mast Q, Syafruddin D, Keijmel S, Riekerink TO, Deky O, Asih PB, Swinkels DW, van der Ven AJ. Aumento da hepcidina sérica e alterações nos parâmetros do ferro no sangue associadas à malária assintomática por P. falciparum e P. vivax. Haematologica. 2010 Jul;95(7):1068-74.

de Mast Q, van Dongen-Lases EC, Swinkels DW, Nieman AE, Roestenberg M, Druilhe P, Arens TA, Luty AJ, Hermsen CC, Sauerwein RW, van der Ven AJ. Aumentos ligeiros nas concentrações séricas de hepcidina e interleucina-6 prejudicam a incorporação de ferro na hemoglobina durante uma infeção experimental por malária humana. Br J Haematol. 2009 Jun;145(5):657-64.

Delacollette C, Taelman H, Wery M. An etiologic study of hemoglobinuria and blackwater fever in the Kivu Mountains, Zaire. Ann Soc Belg Med Trop. 1995 Mar;75(1):51-63.

Desruisseaux, M. S. et al. (2010) "Cerebral malaria", the American journal of pathology, 176(3), pp. 1075-1078.

Dhangadamajhi G., Panigrahi S., Roy S., Tripathy S. Effect of Plasmodium falciparum infection on blood parameters and their association with clinical severity in adults of Odisha, India (Efeito da infeção por Plasmodium falciparum nos parâmetros sanguíneos e sua associação com a gravidade clínica em adultos de Odisha, Índia). *Ata Tropica.* 2019;190:1-8.

Dondorp AM, Angus BJ, Hardeman MR, Chotivanich KT, Silamut K, Ruangveerayuth R, Kager PA, White NJ, Vreeken J. Prognostic significance of reduced red blood cell deformability in severe falciparum malaria. Am J Trop Med Hyg. 1997 Nov;57(5):507-11.

Dondorp AM, Nyanoti M, Kager PA, Mithwani S, Vreeken J, Marsh K. O papel da redução da deformabilidade dos glóbulos vermelhos na patogénese da malária falciparum grave e o seu restabelecimento por transfusão de sangue. Trans R Soc Trop Med Hyg. 2002 May-Jun;96(3):282-6.

Dondorp AM, Omodeo-Salè F, Chotivanich K, Taramelli D, White NJ. Oxidative stress and rheology in severe malaria. Redox Rep. 2003;8(5):292-4.

Douglas NM, Anstey NM, Buffet PA, Poespoprodjo JR, Yeo TW, White NJ, Price RN. The anaemia of Plasmodium vivax malaria. Malar J. 2012 Abr 27;11:135.
Douki JB, Sterkers Y, Lépolard C, Traoré B, Costa FT, Scherf A, Gysin J. Adhesion of normal and Plasmodium falciparum ring-infected erythrocytes to endothelial cells and the placenta involves the rhoptry-derived ring surface protein-2. Blood. 2003 Jun 15;101(12):5025-32.

Dronamraju K, Arese P. *Emerging Infectious Diseases of the 21st Century (Doenças Infecciosas Emergentes do Século XXI): Malaria - Genetic and Evolutionary Aspects (Malária - Aspectos Genéticos e Evolutivos).* Nova Iorque: Springer US; 2006. pp. 125-146.

Drugs, I. of M. (US) C. on the E. of A. et al. (2004) 'A brief history of malaria'. National academies press (EUA).

Dufour C, Corcione A, Svahn J, Haupt R, Poggi V, Béka'ssy AN, Scimè R, Pistorio A, Pistoia V. O TNF-alfa e o IFN-gama estão sobre-expressos na medula óssea de doentes com anemia de Fanconi e o TNF-alfa suprime a eritropoiese in vitro. Blood. 2003 Sep 15;102(6):2053-9.

Ekvall, H. (2003) "malaria and anemia." current opinion in hematology, 10(2), pp. 108-14.

el Hassan AM, Saeed AM, Fandrey J, Jelkmann W. Decreased erythropoietin response in Plasmodium falciparum malaria-associated anaemia. Eur J Haematol. 1997 Nov;59(5):299-304.

el-Shoura SM. Malária Falciparum em doentes humanos naturalmente infectados: alterações ultra-estruturais dos glóbulos vermelhos não parasitados durante a anemia. Appl Parasitol. 1993 Sep;34(3):173-9.

English M, Muambi B, Mithwani S, Marsh K. Acidose láctica e débito de oxigénio em crianças africanas com anemia grave. QJM. 1997 Sep;90(9):563-9.

English M. Life-threatening severe malarial anaemia. Trans R Soc Trop Med Hyg. 2000 Nov-Dez;94(6):585-8.

English M., Amukoye E., Marsh K., et al. Deep breathing in children with severe malaria: indicator of metabolic acidosis and poor outcome. *The American Journal of Tropical Medicine and Hygiene.* 1996;55(5):521-524.

Erhart LM, Yingyuen K, Chuanak N, et al. Índices hematológicos e clínicos da malária numa população semi-imune da Tailândia Ocidental. *Am J Trop Med Hyg.* 2004;70(1):8-14.

Evans KJ, Hansen DS, van Rooijen N, Buckingham LA, Schofield L. A anemia malárica grave de baixa carga parasitária em modelos de roedores resulta da depuração acelerada de eritrócitos não infectados. Blood. 2006 Feb 1;107(3):1192-9.

Facer C. A. *Infection and Hematology (Infeção e Hematologia).* Oxford, Reino Unido: Butterworth Heinmann Ltd; 1994. Aspectos hematológicos da malária; pp. 259-294.

Facer CA, Bray RS, Brown J. Reacções diretas de Coombs antiglobulina em crianças da Gâmbia com malária Plasmodium falciparum. I. Incidência e especificidade de classe. Clin Exp Immunol. 1979 Jan;35(1):119-27.

Facer CA. Reacções diretas de Coombs antiglobulina em crianças da Gâmbia com malária Plasmodium falciparum. II. Especificidade da IgG ligada aos eritrócitos. Clin Exp Immunol. 1980 Feb;39(2):279-88.

Felli N, Pedini F, Zeuner A, Petrucci E, Testa U, Conticello C, Biffoni M, Di Cataldo A, Winkles JA, Peschle C, De Maria R. Multiple members of the TNF superfamily contribute to IFN-gamma-mediated inhibition of erythropoiesis. J Immunol. 2005 Aug 1;175(3):1464-72.

Fendel R, Brandts C, Rudat A, Kreidenweiss A, Steur C, Appelmann I, Ruehe B, Schröder P, Berdel WE, Kremsner PG, Mordmüller B. A hemólise está associada a um baixo índice de produção de reticulócitos e prevê a transfusão de sangue na anemia malárica grave. PLoS One. 2010 Apr 6;5(4):e10038.

Fowkes FJI, Moore KA, Opi DH, Simpson JA, Langham F, Stanisic DI, Ura A, King CL, Siba PM, Mueller I, Rogerson SJ, Beeson JG. A deficiência de ferro durante a gravidez está associada a um risco reduzido de resultados adversos à nascença numa zona onde a malária é endémica, num estudo de coorte longitudinal. BMC Med. 2018 Sep 20;16(1):156.

George I, Ewelike-Ezeani C. Alterações hematológicas em crianças com infeção por malária na Nigéria. *J Med Med Sci.* 2011;2(4):768-771.

Gillers HM, Warell DA. *Bruce-Chwati's Essential Malariology.* Grã-Bretanha: The Bath Press; 1993. pp. 140-200.

Giribaldi G, Ulliers D, Schwarzer E, Roberts I, Piacibello W, Arese P. Inibição da eritropoiese mediada por hemozoína e 4-hidroxinonenal. Possível papel na diseritropoiese e anemia da malária. Haematologica. 2004 Apr;89(4):492-3.

Goheen MM, Bah A, Wegmüller R, Verhoef H, Darboe B, Danso E, Prentice AM, Cerami C. O estado de ferro do hospedeiro e a resposta eritropoiética à suplementação de ferro determinam a suscetibilidade ao estágio RBC da malária falciparum durante a gravidez. Sci Rep. 2017 Dec 15;7(1):17674.

Greenwood, B. M. et al. (2005) "malaria", the lancet, 365(9469), pp. 1487-1498.

Griffiths MJ, Ndungu F, Baird KL, Muller DP, Marsh K, Newton CR. Oxidative stress and erythrocyte damage in Kenyan children with severe Plasmodium falciparum malaria. Br J Haematol. 2001 May;113(2):486-91.

Gupta, N. K. et al. (2013) "Estudo da trombocitopenia em doentes com malária", parasitologia tropical. Wolters kluwer -- medknow publications, 3(1), pp. 58-61.

Gwamaka M, Fried M, Domingo G, Duffy PE. A perda precoce e extensa de CD55 dos glóbulos vermelhos apoia um papel causal na anemia da malária. Malar J. 2011 Dec 29;10:386.

Gwamaka M, Kurtis JD, Sorensen BE, Holte S, Morrison R, Mutabingwa TK, Fried M, Duffy PE. A deficiência de ferro protege contra a malária grave causada pelo Plasmodium falciparum e a morte em crianças pequenas. Clin Infect Dis. 2012 Apr;54(8):1137-44.

Hänscheid T., Längin M., Lell B., et al. Hemograma completo e leucócitos contendo hemozoína em crianças com malária: valor de diagnóstico e associação com a gravidade da doença. *Malaria Journal.* 2008;7(1):p. 109.

Happi C. T., Gbotosho G. O., Sowunmi A., et al. Diagnóstico da malária: testes *parasight-F* falsos negativos em doentes com malária falciparum na Nigéria. *Jornal Africano de Medicina e Ciências Médicas.* 2004;33(33):15-18.

Hempel C, Hoyer N, Kildemoes A, Jendresen CB, Kurtzhals JA. Systemic and Cerebral Vascular Endothelial Growth Fator Levels Increase in Murine Cerebral Malaria along with Increased Calpain and Caspase Activity and Can be Reduced by Erythropoietin Treatment. Front Immunol. 2014 Jun 19;5:291.

Hempelmann, E. e Krafts, K. (2013) 'bad air, amulets and mosquitoes: 2,000 years of changing perspectives on malaria', malaria journal, 12(1), pp. 0-13.

Howard CT, McKakpo US, Quakyi IA, Bosompem KM, Addison EA, Sun K, Sullivan D, Semba RD. Relação da hepcidina com a parasitemia e a anemia em doentes com malária não complicada causada por Plasmodium falciparum no Gana. Am J Trop Med Hyg. 2007 Oct;77(4):623-6.

Ifeanyichukwu M., Esan A. Evaluation of blood cells and platelets in Plasmodium falciparum malaria infected individuals. *Revista Internacional de Distúrbios Hematológicos.* 2014;1(1):49-54.

Imoru M., Shehu U. A., Ihesiulor U. G., Kwaru A. H. Haematological changes in malaria-infected children in North-West Nigeria (Alterações hematológicas em crianças infectadas com malária no Noroeste da Nigéria). *Jornal Turco de Ciências Médicas.* 2013;43(5):838-842.

Iqbal J., Khalid N., Hira P. R. Comparação de dois ensaios comerciais com microscopia especializada para confirmação de malária diagnosticada sintomaticamente. *Journal of Clinical Microbiology*. 2002;40(12):4675–4678.

Jain MA, Kaur MB. Estudo comparativo de métodos de deteção microscópica com alterações hematológicas na malária. *Ind J Pathol Microbiol*. 2005;48(4):464-467.

Jairajpuri Z. S., Rana S., Hassan M. J., Nabi F., Jetley S. Uma análise dos parâmetros hematológicos como teste de diagnóstico da malária em doentes com doença febril aguda: uma experiência institucional. *Jornal Médico de Omã*. 2014;29(1):12-17.

Jakeman GN, Saul A, Hogarth WL, Collins WE. A anemia das infecções agudas por malária em doentes não imunes resulta principalmente da destruição de eritrócitos não infectados. Parasitology. 1999 Aug;119 (Pt 2):127-33.

Jaramillo M, Plante I, Ouellet N, Vandal K, Tessier PA, Olivier M. Hemozoin-inducible proinflammatory events in vivo: potential role in malaria infection. J Immunol. 2004 Mar 1;172(5):3101-10.

Jauréguiberry S, Thellier M, Ndour PA, Ader F, Roussel C, Sonneville R, Mayaux J, Matheron S, Angoulvant A, Wyplosz B, Rapp C, Pistone T, Lebrun-Vignes B, Kendjo E, Danis M, Houzé S, Bricaire F, Mazier D, Buffet P, Caumes E; Grupo de Trabalho Francês sobre Artesunato. Anemia hemolítica de início tardio em doentes com malária grave associada a viagens tratados com artesunato, França, 2011-2013. Emerg Infect Dis. 2015 May;21(5):804-12.

Jenkins NE, Chakravorty SJ, Urban BC, Kai OK, Marsh K, Craig AG. The effect of Plasmodium falciparum infection on expression of monocyte surface molecules (O efeito da infeção por Plasmodium falciparum na expressão de moléculas de superfície de monócitos). Trans R Soc Trop Med Hyg. 2006 Nov;100(11):1007-12.

Jootar S, Chaisiripoomkere W, Pholvicha P, Leelasiri A, Prayoonwiwat W, Mongkonsvitragoon W, Srichaikul T. Supressão de células progenitoras eritróides durante a infeção por malária em adultos tailandeses causada por inibidor de soro. Clin Lab Haematol. 1993;15(2):87-92.

Joshi Hetal J., Sapre Jyoti P. Um estudo de diferentes parâmetros hematológicos na malária. *Jornal de Ciências Médicas e Investigação Clínica.* 2017;5(5)

Käser AK, Arguin PM, Chiodini PL, Smith V, Delmont J, Jiménez BC, Färnert A, Kimura M, Ramharter M, Grobusch MP, Schlagenhauf P. Imported malaria in pregnant women: A retrospective pooled analysis. Travel Med Infect Dis. 2015 Jul-Aug;13(4):300-10.

Kassa D, Petros B, Messele T, Admassu A, Adugna F, Wolday D. Parasito-haematological features of acute *Plasmodium falciparum* and *P. vivax* malaria patients with and without HIV co-infection at Wonji Sugar Estate, Ethiopia. *Ethiop J Health Dev.* 2005;19(2):132-139.

KE, Burges R, Cissoko Y, Sangare L, Dao M, Diarra I, Kone A, Harley R, Plowe CV, Doumbo OK, Sztein MB. Níveis séricos das citocinas pró-inflamatórias interleucina-1 beta (IL-1beta), IL-6, IL-Lyke 8, IL-10, fator de necrose tumoral alfa e IL-12(p70) em crianças do Mali com malária grave causada por Plasmodium falciparum e malária sem complicações ou controlos saudáveis. Infect Immun. 2004 Oct;72(10):5630-7.

Khan S, Khan F, Usman M, Zahid S. Malaria can lead to thrombocytopenia. *Rawal Med J.* 2008;33:183-185.

Kitchen, A. D. e Chiodini, P. L. (2006) "malaria and blood transfusion", vox sanguinis, 90(2), pp. 77-84.

Kochar DK, Tanwar GS, Khatri PC, Kochar SK, Sengar GS, Gupta A, Kochar A, Middha S, Acharya J, Saxena V, Pakalapati D, Garg S, Das A. Caraterísticas clínicas de crianças hospitalizadas com malária - um estudo de Bikaner, noroeste da Índia. Am J Trop Med Hyg. 2010 Nov;83(5):981-9.

Koltas I, Deimirhindi H, Hazar S, Ozcan K. Diagnóstico presuntivo de apoio da malária *P. vivax*; trombocitopenia e largura da distribuição dos glóbulos vermelhos. *Saudi Med J.* 2007;28(4):535-539.

Kotepui M., Phunphuech B., Phiwklam N., Chupeerach C., Duangmano S. Effect of malarial infection on haematological parameters in population near Thailand-Myanmar border.

Malaria Journal. 2014;13(1):p. 218.

Kotepui, M. et al. (2015a) 'effects of malaria parasite density on blood cell parameters.', plos one. public library of science, 10(3), p. e0121057.

Kotepui, M. et al. (2015b) 'effects of malaria parasite density on blood cell parameters', plos one. Editado por J. M. Przyborski, 10(3), p. e0121057.

Krishna S, Waller DW, ter Kuile F, Kwiatkowski D, Crawley J, Craddock CF, Nosten F, Chapman D, Brewster D, Holloway PA, et al. Acidose láctica e hipoglicemia em crianças com malária grave: significado fisiopatológico e prognóstico. Trans R Soc Trop Med Hyg. 1994 Jan-Fev;88(1):67-73.

Krishnegowda G, Hajjar AM, Zhu J, Douglass EJ, Uematsu S, Akira S, Woods AS, Gowda DC. Induction of proinflammatory responses in macrophages by the glycosylphosphatidylinositols of Plasmodium falciparum: cell signaling receptors, glycosylphosphatidylinositol (GPI) structural requirement, and regulation of GPI activity. J Biol Chem. 2005 Mar 4;280(9):8606-16.

Kurtzhals JA, Adabayeri V, Goka BQ, Akanmori BD, Oliver-Commey JO, Nkrumah FK, Behr C, Hviid L. Low plasma concentrations of interleukin 10 in severe malarial anaemia compared with cerebral and uncomplicated malaria. Lancet. 1998 Jun 13;351(9118):1768-72. Erratum in: Lancet 1998 Jul 18;352(9123):242. Errata em: Lancet 1999 Mar 6;353(9155):848.

Kurtzhals JA, Rodrigues O, Addae M, Commey JO, Nkrumah FK, Hviid L. Reversible suppression of bone marrow response to erythropoietin in Plasmodium falciparum malaria. Br J Haematol. 1997 Apr;97(1):169-74.

Kwiatkowski D, Hill AV, Sambou I, Twumasi P, Castracane J, Manogue KR, Cerami A, Brewster DR, Greenwood BM. Concentração de TNF em malária cerebral fatal, cerebral não fatal e malária não complicada por Plasmodium falciparum. Lancet. 1990 Nov 17;336(8725):1201-4.

Kwiatkowski, D. e Greenwood, B. M. (1989) 'why is malaria fever periodic? a hypothesis.', parasitology today (personal ed.). Elsevier, 5(8), pp. 264-6.

L. Schofield, J. Villaquiran, A. Ferreira, H. Schellekens, R. Nussenzweig, V. Nussenzweig Ladhani S, Lowe B, Cole AO, Kowuondo K, Newton CR. Alterações nos glóbulos brancos e plaquetas em crianças com malária falciparum: relação com o resultado da doença. Br J Haematol. 2002 Dec;119(3):839-47.

Lalloo DG, Shingadia D, Bell DJ, Beeching NJ, Whitty CJM, Chiodini PL; Comité Consultivo da PHE para a Prevenção da Malária em Viajantes do Reino Unido. Diretrizes para o tratamento da malária no Reino Unido em 2016. J Infect. 2016 Jun;72(6):635-649.

Lamikanra AA, Merryweather-Clarke AT, Tipping AJ, Roberts DJ. Distinct mechanisms of inadequate erythropoiesis induced by tumor necrosis fator alpha or malarial pigment. PLoS One. 2015 Mar 17;10(3):e0119836. Erratum in: PLoS One. 2015;10(4):e0127124.

Lamikanra AA, Theron M, Kooij TW, Roberts DJ. A hemozoína (pigmento da malária) promove diretamente a apoptose dos precursores eritróides. PLoS One. 2009 Dec 24;4(12):e8446.

Langhorne J, Quin SJ, Sanni LA. Mouse models of blood-stage malaria infections: immune responses and cytokines involved in protection and pathology. Chem Immunol. 2002;80:204-28.

Lathia TB, Joshi R. Can hematological parameters discriminate malaria from nonmalarious acute febrile illness in the tropics? *Indian J Med Sci.* 2004;58(6):239-244.

Lathia, T. B. e Joshi, R. (2004) "can hematological parameters discriminate malaria from nonmalarious acute febrile illness in the tropics?", indian journal of medical sciences, 58(6), pp. 239-244.

Layez C, Nogueira P, Combes V, Costa FT, Juhan-Vague I, da Silva LH, Gysin J. A proteína Rhoptry RSP2 do Plasmodium falciparum desencadeia a destruição da linhagem eritroide. Blood. 2005 Nov 15;106(10):3632-8.

Lazar, T. (2002) hematology: clinical principles and applications, jama: the journal of the american medical association.

Lo E., Zhou G., Oo W., Afrane Y., Githeko A., Yan G. A baixa parasitemia em infecções submicroscópicas tem um impacto significativo na sensibilidade do diagnóstico da malária nas terras altas do Quénia Ocidental. *PLoS One.* 2015;10(3)

Looareesuwan S, Davis TM, Pukrittayakamee S, Supanaranond W, Desakorn V, Silamut K, Krishna S, Boonamrung S, White NJ. Erythrocyte survival in severe falciparum malaria. Ata Trop. 1991 Feb;48(4):263-70.

Looareesuwan S, Ho M, Wattanagoon Y, White NJ, Warrell DA, Bunnag D, Harinasuta T, Wyler DJ. Dynamic alteration in splenic function during acute falciparum malaria. N Engl J Med. 1987 Sep 10;317(11):675-9.

Looareesuwan S, Merry AH, Phillips RE, Pleehachinda R, Wattanagoon Y, Ho M, Charoenlarp P, Warrell DA, Weatherall DJ. Reduced erythrocyte survival following clearance of malarial parasitaemia in Thai patients. Br J Haematol. 1987 Dec;67(4):473-8.

Lustig HJ, Nussenzweig V, Nussenzweig RS. Erythrocyte membrane-associated immunoglobulins during malaria infection of mice. J Immunol. 1977 Jul;119(1):210-6.

Maina R. N., Walsh D., Gaddy C., et al. Impacto da infeção por Plasmodium falciparum nos parâmetros hematológicos em crianças que vivem no Quénia Ocidental. *Malaria Journal.* 2010;9(3):p. S4.

Maina RN, Walsh D, Gaddy C, et al. Impacto da infeção por *Plasmodium falciparum* nos parâmetros hematológicos em crianças que vivem no Quénia Ocidental. *Malar J.* 2010;9(Suppl 3):S4.

Malaguarnera L, Pignatelli S, Musumeci M, Simporè J, Musumeci S. Plasma levels of interleukin-18 and interleukin-12 in Plasmodium falciparum malaria. Parasite Immunol. 2002 Sep-Out;24(9-10):489-92.

Marsh K, Forster D, Waruiru C, Mwangi I, Winstanley M, Marsh V, Newton C, Winstanley P, Warn P, Peshu N, et al. Indicadores de malária com risco de vida em crianças africanas. N Engl J Med. 1995 May 25;332(21):1399-404.

Mattar S., Tique V., Miranda J., Montes E., Garzon D. Doença febril tropical indiferenciada em Córdoba, Colômbia: nem tudo é dengue. *Revista de Infeção e Saúde Pública.* 2017;10(5):507-512.

Matthews K, Duffy SP, Myrand-Lapierre ME, Ang RR, Li L, Scott MD, Ma H. Microfluidic analysis of red blood cell deformability as a means to assess hemin-induced oxidative stress resulting from Plasmodium falciparum intraerythrocytic parasitism. Integr Biol (Camb). 2017 Jun 19;9(6):519-528.

Mayo clinic (2017) complete blood count (cbc) - mayo clinic. disponível em: https://www.mayoclinic.org/tests-procedures/complete-blood-count/about/pac-20384919 (acedido em: 9 de fevereiro de 2024).

McGuire W, Hill AV, Allsopp CE, Greenwood BM, Kwiatkowski D. Variação na região promotora do TNF-alfa associada à suscetibilidade à malária cerebral. Nature. 1994 Oct 6;371(6497):508-10.

McGuire W, Knight JC, Hill AV, Allsopp CE, Greenwood BM, Kwiatkowski D. A anemia malárica grave e a malária cerebral estão associadas a diferentes alelos promotores do fator de necrose tumoral. J Infect Dis. 1999 Jan;179(1):287-90.

McMorrow M. L., Kahigwa E., Kachur S. P., Masanja M. I., Abdulla S. M. K. Challenges in routine implementation and quality control of rapid diagnostic tests for malaria-rufiji district, Tanzania. *The American Journal of Tropical Medicine and Hygiene.* 2008;79(3):385-390.

Medlineplus (2018) CBC blood test: medlineplus medical encyclopedia. disponível em: https://medlineplus.gov/ency/article/003642.htm (acedido em: 9 de fevereiro de 2019).

Miller LH, Roberts T, Shahabuddin M, McCutchan TF. Análise da diversidade de sequências na proteína-1 de superfície do merozoíto de Plasmodium falciparum (MSP-1). Mol Biochem Parasitol. 1993 May;59(1):1-14.

Miller, L. H. et al. (2002) 'the pathogenic basis of malaria', nature, 415(6872), pp. 673-679.

Misgina D. *Characterization of peripheral blood leucocyte subsets in acute Plasmodium falciparum and P. vivax malaria infections at Wonji sugar estate.* 2005;19(2):376-379.

Modiano D, Petrarca V, Sirima BS, Nebié I, Diallo D, Esposito F, Coluzzi M. Different response to Plasmodium falciparum malaria in west African sympatric ethnic groups. Proc Natl Acad Sci U S A. 1996 Nov 12;93(23):13206-11.

Mohan K, Dubey ML, Ganguly NK, Mahajan RC. Plasmodium falciparum: papel dos monócitos sanguíneos activados na lesão da membrana dos eritrócitos e na perda de glóbulos vermelhos durante a malária. Exp Parasitol. 1995 Feb;80(1):54-63.

Mourão LC, Batista RP, de Almeida ZB, Grynberg P, Pucci MM, Castro-Gomes T, Fontes CJF, Rathore S, Sharma YD, da Silva-Pereira RA, Bemquerer MP, Braga ÉM. Anticorpos anti-banda 3 e anti-espectrina estão aumentados na infeção por Plasmodium vivax e estão associados à anemia. Sci Rep. 2018 Jun 8;8(1):8762.

Muriuki JM, Mentzer AJ, Kimita W, Ndungu FM, Macharia AW, Webb EL, Lule SA, Morovat A, Hill AVS, Bejon P, Elliott AM, Williams TN, Atkinson SH. Iron Status and Associated Malaria Risk Among African Children (Estado do ferro e risco associado de paludismo entre crianças africanas). Clin Infect Dis. 2019 May 17;68(11):1807-1814.

Murphy GS, Oldfield EC. Falciparum malaria. *Infect Dis Clin North Am.* 1996;10(4):747-775.

Mwangi T. W., Mohammed M., Dayo H., Snow R. W., Marsh K. Clinical algorithms for malaria diagnosis lack utility among people of different age groups. *Tropical Medicine and International Health.* 2005;10(6):530-536.

nadjm, b. e behrens, r. h. (2012) "malaria", infectious disease clinics of north america, 26(2), pp. 243-259.

Naik RS, Branch OH, Woods AS, Vijaykumar M, Perkins DJ, Nahlen BL, Lal AA, Cotter RJ, Costello CE, Ockenhouse CF, Davidson EA, Gowda DC. Glycosylphosphatidylinositol anchors of Plasmodium falciparum: molecular characterization and naturally elicited antibody response that may provide immunity to malaria pathogenesis. J Exp Med. 2000 Dec 4;192(11):1563-76.

Naqvi R, Ahmad E, Akhtar F, Yazdani I, Abbas K, Naqvi A, Rizvi A. Predictors of outcome in malarial renal failure. Ren Fail. 1996 Jul;18(4):685-8.

Ndour PA, Larréché S, Mouri O, Argy N, Gay F, Roussel C, Jauréguiberry S, Perillaud C, Langui D, Biligui S, Chartrel N, Mérens A, Kendjo E, Ghose A, Hassan MMU, Hossain MA, Kingston HWF, Plewes K, Dondorp AM, Danis M, Houzé S, Bonnefoy S, Thellier M, Woodrow CJ, Buffet PA; Grupo de Trabalho Francês sobre o Artesunato. A medição da proteína HRP2 *do Plasmodium falciparum* no sangue de doentes com malária tratados com artesunato prevê a hemólise retardada pós-artesunato. Sci Transl Med. 2017 Jul 5;9(397):eaaf9377.

Neghina, R. et al. (2010) 'malaria, a journey in time: in search of the lost myths and forgotten stories' (malária, uma viagem no tempo: em busca dos mitos perdidos e das histórias esquecidas). the American journal of the medical sciences. Elsevier, 340(6), pp. 492-8.

Neveu G, Richard C, Dupuy F, Behera P, Volpe F, Subramani PA, Marcel-Zerrougui B, Vallin P, Andrieu M, Minz AM, Azar N, Martins RM, Lorthiois A, Gazeau F, Lopez-Rubio JJ, Mazier D, Silva AKA, Satpathi S, Wassmer SC, Verdier F, Lavazec C. Os parasitas sexuais do Plasmodium falciparum desenvolvem-se em eritroblastos humanos e afectam a eritropoiese. Blood. 2020 Sep 17;136(12):1381-1393.

Newton CR, Warn PA, Winstanley PA, Peshu N, Snow RW, Pasvol G, Marsh K. Severe anaemia in children living in a malaria endemic area of Kenya. Trop Med Int Health. 1997 Feb;2(2):165-78.

Nosten F, McGready R, Simpson JA, Thwai KL, Balkan S, Cho T, Hkirijaroen L, Looareesuwan S, White NJ. Effects of Plasmodium vivax malaria in pregnancy (Efeitos da malária Plasmodium vivax na gravidez). Lancet. 1999 Aug 14;354(9178):546-9.

Novelli EM, Hittner JB, Davenport GC, Ouma C, Were T, Obaro S, Kaplan S, Ong'echa JM, Perkins DJ. Preditores clínicos de anemia malárica grave numa área de transmissão holoendémica de Plasmodium falciparum. Br J Haematol. 2010 Jun;149(5):711-21.

Nuchsongsin F, Chotivanich K, Charunwatthana P, Omodeo-Salè F, Taramelli D, Day NP, White NJ, Dondorp AM. Effects of malaria heme products on red blood cell deformability (Efeitos dos produtos heme da malária na deformabilidade dos glóbulos vermelhos). Am J Trop Med Hyg. 2007 Oct;77(4):617-22. Erratum in: Am J Trop Med Hyg. 2008 May;78(5):847.

Nussenblatt V, Mukasa G, Metzger A, Ndeezi G, Garrett E, Semba RD. Anemia e interleucina-10, fator de necrose tumoral alfa e níveis de eritropoietina em crianças com malária aguda não complicada causada por Plasmodium falciparum. Clin Diagn Lab Immunol. 2001 Nov;8(6):1164-70.

Ogbodo S., Okeke A., Obu H., Shu E., Chukwurah E. Nutritional status of parasitemic children from malaria endemic rural communities in Eastern Nigeria. *Investigação Pediátrica Atual.* 2010;14(2):131-135.

Olupot-Olupot P, Engoru C, Uyoga S, Muhindo R, Macharia A, Kiguli S, Opoka RO, Akech S, Ndila C, Nyeko R, Mtove G, Nteziyaremye J, Chebet M, George EC, Babiker AG, Gibb DM, Williams TN, Maitland K. Alta Frequência de Febre de Água Negra entre as Crianças que se Apresentam ao Hospital com Doenças Febril Graves no Leste do Uganda. Clin Infect Dis. 2017 Abr 1;64(7):939-946.

Omodeo-Salè F, Motti A, Dondorp A, White NJ, Taramelli D. Desestabilização e subsequente lise de eritrócitos humanos induzida por produtos hemáticos de Plasmodium falciparum. Eur J Haematol. 2005 Apr;74(4):324-32.

Osaro E., Jamilu M. H., Ahmed H., Ezimah A. Effect of plasmodium Parasitaemia on some haematological parameters in children living in Sokoto, North Western, Nigeria (Efeito da parasitemia por plasmódio nalguns parâmetros hematológicos em crianças que vivem em Sokoto, Noroeste da Nigéria). *Revista Internacional de Investigação em Medicina Clínica.* 2014;1(2):57-64.

Othoro C, Lal AA, Nahlen B, Koech D, Orago AS, Udhayakumar V. Um rácio baixo de fator de necrose tumoral alfa interleucina-10 está associado à anemia da malária em crianças que residem numa região holoendémica de malária no Quénia ocidental. J Infect Dis. 1999 Jan;179(1):279-82.

Ovuakporaye S. Effect of malaria parasite on some haematological parameters: red blood cell count, packed cell volume and haemoglobin concentration. *Jornal de Biociências Médicas e Aplicadas*. 2011;3:45-51.

Owuor BO, Odhiambo CO, Otieno WO, Adhiambo C, Makawiti DW, Stoute JA. Redução da capacidade de ligação do complexo imunitário e aumento da suscetibilidade do complemento dos glóbulos vermelhos de crianças com anemia grave associada à malária. Mol Med. 2008 Mar-Abr;14(3-4):89-97.

Pagola S, Stephens PW, Bohle DS, Kosar AD, Madsen SK. A estrutura da beta-hematina do pigmento da malária. Nature. 2000 Mar 16;404(6775):307-10.

Panichakul T, Payuhakrit W, Panburana P, Wongborisuth C, Hongeng S, Udomsangpetch R. Supressão do desenvolvimento eritroide in vitro por Plasmodium vivax. Malar J. 2012 maio 24;11:173.

Pappas, G., Kiriaze, I. J. e Falagas, M. E. (2008) 'insights into infectious disease in the era of hippocrates.' international journal of infectious diseases : ijid : official publication of the international society for infectious diseases. Elsevier, 12(4), pp. 347-50.

Peña-Rosas JP, De-Regil LM, Garcia-Casal MN, Dowswell T. Suplementação oral diária de ferro durante a gravidez. Cochrane Database Syst Rev. 2015 Jul 22;2015(7):CD004736.

Perez M. T., Morand J., Bush L. M., Crankshaw K., Sudduth N. C. Hematological laboratory findings in patients of an autochthonous Plasmodium vivax malaria outbreak. *Laboratory Medicine*. 2004;35(7):420-426.

Phillips RE, Looareesuwan S, Warrell DA, Lee SH, Karbwang J, Warrell MJ, White NJ, Swasdichai C, Weatherall DJ. The importance of anaemia in cerebral and uncomplicated falciparum malaria: role of complications, dyserythropoiesis and iron sequestration. Q J Med. 1986 Mar;58(227):305-23.

Pichyangkul S, Saengkrai P, Webster HK. O pigmento de Plasmodium falciparum induz os monócitos a libertar níveis elevados de fator de necrose tumoral alfa e interleucina-1 beta. Am J Trop Med Hyg. 1994 Oct;51(4):430-5.

Pongponratn E, Riganti M, Bunnag D, Harinasuta T. Spleen in falciparum malaria: ultrastructural study. Southeast Asian J Trop Med Public Health. 1987 Dec;18(4):491-501.

Portugal S, Carret C, Recker M, Armitage AE, Gonçalves LA, Epiphanio S, Sullivan D, Roy C, Newbold CI, Drakesmith H, Mota MM. Regulação da superinfeção na malária mediada pelo hospedeiro. Nat Med. 2011 Jun;17(6):732-7.

Pouvelle B, Buffet PA, Lépolard C, Scherf A, Gysin J. Cytoadhesion of Plasmodium falciparum ring-stage-infected erythrocytes. Nat Med. 2000 Nov;6(11):1264-8.

Prato M, Giribaldi G, Polimeni M, Gallo V, Arese P. A fagocitose de hemozoína aumenta a atividade da metaloproteinase-9 da matriz e a produção de TNF-alfa em monócitos humanos: papel das metaloproteinases da matriz na patogénese da malária falciparum. J Immunol. 2005 Nov 15;175(10):6436-42.

Prentice AM, Doherty CP, Abrams SA, Cox SE, Atkinson SH, Verhoef H, Armitage AE, Drakesmith H. A hepcidina é o principal indicador da incorporação de ferro nos eritrócitos em crianças africanas anémicas. Blood. 2012 Feb 23;119(8):1922-8.

Price R. N., Luxemburger C., Simpson J. A., et al. Factores que contribuem para a anemia após malária falciparum não complicada. *The American Journal of Tropical Medicine and Hygiene.* 2001;65(5):614-622.

Price RN, Simpson JA, Nosten F, et al. Factores que contribuem para a anemia após malária falciparum não complicada. *Am J Trop Med Hyg.* 2001;65(5):614-622.

Price RN, Simpson JA, Nosten F, Luxemburger C, Hkirjaroen L, ter Kuile F, Chongsuphajaisiddhi T, White NJ. Factores que contribuem para a anemia após malária falciparum não complicada. Am J Trop Med Hyg. 2001 Nov;65(5):614-22.

Rasheed A, Saeed S, Khan S. Achados clínicos e laboratoriais na malária aguda causada por várias espécies de *Plasmodium*. *JPMA*. 2009;59:220.

Rehman K, Lötsch F, Kremsner PG, Ramharter M. Hemólise associada ao tratamento da malária com derivados da artemisinina: uma revisão sistemática das provas actuais. Int J Infect Dis. 2014 Dec;29:268-73.

Reyburn H., Mbatia R., Drakeley C., et al. Sobrediagnóstico da malária em doentes com doença febril grave na Tanzânia: um estudo prospetivo. *BMJ*. 2004;329(7476):p. 1212.

Ricke CH, Staalsoe T, Koram K, Akanmori BD, Riley EM, Theander TG, Hviid L. Os anticorpos plasmáticos de mulheres grávidas expostas à malária reconhecem antigénios de superfície variantes em eritrócitos infectados com Plasmodium falciparum de uma forma dependente da paridade e bloqueiam a adesão do parasita ao sulfato de condroitina A. J Immunol. 2000 Sep 15;165(6):3309-16.

Rihet P, Traoré Y, Abel L, Aucan C, Traoré-Leroux T, Fumoux F. Malária no ser humano: Os níveis de infeção sanguínea por Plasmodium falciparum estão ligados ao cromossoma 5q31-q33. Am J Hum Genet. 1998 Aug;63(2):498-505.

Rivera-Correa J, Conroy AL, Opoka RO, Batte A, Namazzi R, Ouma B, Bangirana P, Idro R, Schwaderer AL, John CC, Rodriguez A. Os níveis de autoanticorpos estão associados a lesão renal aguda, anemia e morbilidade e mortalidade pós-alta em crianças ugandesas com malária grave. Sci Rep. 2019 Oct 17;9(1):14940.

Rivera-Correa J, Yasnot-Acosta MF, Tovar NC, Velasco-Pareja MC, Easton A, Rodriguez A. Atypical memory B-cells and autoantibodies correlate with anemia during Plasmodium vivax complicated infections. PLoS Negl Trop Dis. 2020 Jul 20;14(7):e0008466.

Roberts DJ, Casals-Pascual C, Weatherall DJ. The clinical and pathophysiological features of malarial anaemia. Curr Top Microbiol Immunol. 2005;295:137-67.

Roberts DJ, Casals-Pascual C, Weatherall DJ. The clinical and pathophysiological features of malarial anaemia. Curr Top Microbiol Immunol. 2005;295:137-67.

Rodrigues-Da-Silva, R. N. et al. (2014) 'alterações nas citocinas e parâmetros hematológicos durante as fases aguda e de convalescença das infeções por plasmodium falciparum e plasmodium vivax', memorias do instituto oswaldo Cruz, 109(2).

Rodríguez-Morales AJ, Sánchez E, Vargas M, Piccolo C, Colina R, Arria M. Anemia e trombocitopenia em crianças com malária Plasmodium vivax. J Trop Pediatr. 2006 Feb;52(1):49-51.

Rolling T, Agbenyega T, Issifou S, Adegnika AA, Sylverken J, Spahlinger D, Ansong D, Löhr SJ, Burchard GD, May J, Mordmüller B, Krishna S, Kremsner PG, Cramer JP. Hemólise retardada após tratamento com artesunato parentérico em crianças africanas com malária grave - um estudo prospetivo em dois centros. J Infect Dis. 2014 Jun 15;209(12):1921-8.

Rose, S. R. et al. (2012) "Etiologia da trombocitose numa população de medicina geral: análise de 801 casos com ênfase em causas infecciosas." journal of clinical medicine research. Elmer press, 4(6), pp. 415-23.

Rosenberg EB, Strickland GT, Yang SL, Whalen GE. Anticorpos IgM contra glóbulos vermelhos e anemia autoimune em doentes com malária. Am J Trop Med Hyg. 1973 Mar;22(2):146-52.

Rosenberg YJ, Anderson AO, Pabst R. HIV-induced decline in blood CD4/CD8 ratios: viral killing or altered lymphocyte trafficking? *Immunol Today*. 1998;19(1):10-17.

Sabolovic D, Bouanga JC, Danis M, Mazier D, Gentilini M. Alterações dos glóbulos vermelhos não infectados na malária. Parasitol Res. 1994;80(1):70-3.

Safeukui I, Correas JM, Brousse V, Hirt D, Deplaine G, Mulé S, Lesurtel M, Goasguen N, Sauvanet A, Couvelard A, Kerneis S, Khun H, Vigan-Womas I, Ottone C, Molina TJ, Tréluyer JM, Mercereau-Puijalon O, Milon G, David PH, Buffet PA. Retention of

Plasmodium falciparum ring-infected erythrocytes in the slow, open microcirculation of the human spleen. Blood. 2008 Sep 15;112(6):2520-8.

Sazawal S, Black RE, Ramsan M, Chwaya HM, Stoltzfus RJ, Dutta A, Dhingra U, Kabole I, Deb S, Othman MK, Kabole FM. Effects of routine prophylactic supplementation with iron and folic acid on admission to hospital and mortality in preschool children in a high malaria transmission setting: community-based, randomised, placebo-controlled trial. Lancet. 2006 Jan 14;367(9505):133-43.

Schofield L, Hackett F. Signal transduction in host cells by a glycosylphosphatidylinositol toxin of malaria parasites. J Exp Med. 1993 Jan 1;177(1):145-53.

Schwartz RS, Olson JA, Raventos-Suarez C, Yee M, Heath RH, Lubin B, Nagel RL. Altered plasma membrane phospholipid organization in Plasmodium falciparum-infected human erythrocytes. Blood. 1987 Feb;69(2):401-7.

Schwarzer E, Alessio M, Ulliers D, Arese P. A fagocitose do pigmento da malária, a hemozoína, prejudica a expressão do antigénio de classe II do complexo principal de histocompatibilidade, CD54, e CD11c em monócitos humanos. Infect Immun. 1998 Abr;66(4):1601-6.

Schwarzer E, Kuhn H, Valente E, Arese P. Malaria-parasitized erythrocytes and hemozoin nonenzymatically generate large amounts of hydroxy fatty acids that inhibit monocyte functions. Blood. 2003 Jan 15;101(2):722-8.

Schwarzer E, Ludwig P, Valente E, Arese P. O ácido 15(S)-hidroxieicosatetraenóico (15-HETE), um produto da peroxidação do ácido araquidónico, é um componente ativo da toxicidade da hemozoína para os monócitos. Parassitologia. 1999 Sep;41(1-3):199-202.

Schwarzer E, Turrini F, Ulliers D, Giribaldi G, Ginsburg H, Arese P. Impairment of macrophage functions after ingestion of Plasmodium falciparum-infected erythrocytes or isolated malarial pigment. J Exp Med. 1992 Oct 1;176(4):1033-41.

Scott JA, Berkley JA, Mwangi I, Ochola L, Uyoga S, Macharia A, Ndila C, Lowe BS, Mwarumba S, Bauni E, Marsh K, Williams TN. Relação entre malária falciparum e bacteriemia em crianças quenianas: um estudo de base populacional, caso-controlo e um estudo longitudinal. Lancet. 2011 Oct 8;378(9799):1316-23.

Sen R, Tewari AD, Sehgal PK, Singh U, Sikka R, Sen J. Clinico-haematological profile in acute and chronic Plasmodium falciparum malaria in children. J Commun Dis. 1994 Mar;26(1):31-8.

Sen R., Tewari A. D., Sehgal P. K., Singh U., Sikka R., Sen J. Clinico-haematological profile in acute and chronic Plasmodium falciparum malaria in children. *The Journal of Communicable Diseases*. 1994;26(26):31-38.

Shah AM, Dave KK, Sakera BL, Gonsai RN. Estudo comparativo de métodos de deteção microscópica com alterações hematológicas e perfil de coagulação na malária. *Boletim informativo*. 2007;2(7):37-40.

Sherry BA, Alava G, Tracey KJ, Martiney J, Cerami A, Slater AF. O metabolito específico da malária, a hemozoína, medeia a libertação de vários pirogénios endógenos potentes (TNF, MIP-1 alfa e MIP-1 beta) in vitro e altera a termorregulação in vivo. J Inflamm. 1995;45(2):85-96.

Siahaan L., editor. *Série de Conferências do IOP: Ciências da Terra e do Ambiente*. Vol. 125. Bristol, Reino Unido: IOP Publishing; 2018. Diagnóstico laboratorial da malária.
Singh, B. e Daneshvar, C. (2013) "human infections and detection of plasmodium knowlesi." clinical microbiology reviews. Revista da Sociedade Americana de Microbiologia, 26(2), pp. 165-84.

Singh, G. e Sehgal, R. (2010) 'transfusion-transmitted parasitic infections'. Asian journal of transfusion science. Wolters kluwer -- medknow publications, 4(2), pp. 73-7.

Skorokhod OA, Caione L, Marrocco T, Migliardi G, Barrera V, Arese P, Piacibello W, Schwarzer E. Inhibition of erythropoiesis in malaria anemia: role of hemozoin and hemozoin-generated 4-hydroxynonenal. Blood. 2010 Nov 18;116(20):4328-37.

Snow RW, Omumbo JA, Lowe B, Molyneux CS, Obiero JO, Palmer A, Weber MW, Pinder M, Nahlen B, Obonyo C, Newbold C, Gupta S, Marsh K. Relação entre morbilidade grave do paludismo em crianças e nível de transmissão de Plasmodium falciparum em África. Lancet. 1997 Jun 7;349(9066):1650-4.

Snow RW, Omumbo JA, Lowe B, Molyneux CS, Obiero JO, Palmer A, Weber MW, Pinder M, Nahlen B, Obonyo C, Newbold C, Gupta S, Marsh K. Relação entre morbilidade grave do paludismo em crianças e nível de transmissão de Plasmodium falciparum em África. Lancet. 1997 Jun 7;349(9066):1650-4.

Somner EA, Black J, Pasvol G. Vários componentes do soro humano actuam como moléculas de ligação na formação de rosetas por eritrócitos infectados com Plasmodium falciparum. Blood. 2000 Jan 15;95(2):674-82.

Staalsoe T, Shulman CE, Bulmer JN, Kawuondo K, Marsh K, Hviid L. Variant surface antigen-specific IgG and protection against clinical consequences of pregnancy-associated Plasmodium falciparum malaria. Lancet. 2004 Jan 24;363(9405):283-9.

Steketee RW, Nahlen BL, Parise ME, Menendez C. The burden of malaria in pregnancy in malaria-endemic areas. Am J Trop Med Hyg. 2001 Jan-Fev;64(1-2 Suppl):28-35.

Tangpukdee, N. et al. (2009) "malaria diagnosis: a brief review.", the korean journal of parasitology. korean society for parasitology, 47(2), pp. 93-102.

Tchinda G. G., Atashili J., Achidi E. A., Kamga H. L., Njunda A. L., Ndumbe P. M. Impact of malaria on hematological parameters in people living with HIV/AIDS attending the laquintinie hospital in Douala, Cameroon. *PLoS One.* 2012;7(7) .

Thomas, I. (2014) "uma revisão abrangente da malária com ênfase na resistência do plasmódio".

Tognotti, E. (2007) "[camillo golgi e a contribuição dos cientistas italianos para o desenvolvimento da malariologia no último quartel do século XIX]", medicina nei secoli, 19(1), pp. 101-17.

Tran TH, Day NP, Ly VC, Nguyen TH, Pham PL, Nguyen HP, Bethell DB, Dihn XS, Tran TH, White NJ. Blackwater fever in southern Vietnam: a prospective descriptive study of 50 cases. Clin Infect Dis. 1996 Dec;23(6):1274-81.

Turgeman (2011) 'world malaria report 2011', who, pp. 1-10. doi: 10.1186/1472-6920-12-106.

Turgeon, M. Louise (2012) hematologia clínica, teoria e procedimentos. quinto.

UNICEF (2007) 'unicef ghana fact sheet malaria july 2007 situation', unicef ghana, (julho), pp. 1-2.

UNICEF . *Malária Problema Africano: Movimento Fazer Recuar o Paludismo.* Genebra: OMS; 2002. pp. 1-2.

UNICEF. *Partnering to Roll Back Malaria in Nigeria's Bauchi State at a Glance.* Abuja, Nigéria: Fundo das Nações Unidas para a Infância da Nigéria; 2009.

Uyoga S, Skorokhod OA, Opiyo M, Orori EN, Williams TN, Arese P, Schwarzer E. Transferência de 4-hidroxinonenal de eritrócitos parasitados para não parasitados em rosetas. Papel proposto na anemia grave da malária. Br J Haematol. 2012 Abr;157(1):116-24.

van Wolfswinkel, M. E. et al. (2013) "valor preditivo da linfocitopenia e do rácio de contagem de neutrófilos e linfócitos para a malária grave importada", malaria journal. Biomed central, 12(1), p. 101.

Verhoef H, West CE, Kraaijenhagen R, Nzyuko SM, King R, Mbandi MM, van Laatum S, Hogervorst R, Schep C, Kok FJ. A anemia da malária leva a um aumento adequado da eritropoiese em crianças quenianas assintomáticas. Blood. 2002 Nov 15;100(10):3489-94.

Verra, F. et al. (2018) "Uma revisão sistemática da malária transmitida por transfusão em áreas não endémicas." malaria journal. Biomed central, 17(1), p. 36.

Waitumbi JN, Opollo MO, Muga RO, Misore AO, Stoute JA. Alterações da superfície dos glóbulos vermelhos e eritrofagocitose em crianças com anemia grave por plasmodium falciparum. Blood. 2000 Feb 15;95(4):1481-6.

Wang HZ, He YX, Yang CJ, Zhou W, Zou CG. A hepcidina é regulada durante a fase sanguínea da malária e desempenha um papel protetor na infeção por malária. J Immunol. 2011 Dec 15;187(12):6410-6.

Wang, T. e Xing, Z. (2018) "flutuação local do hematócrito induzida por glóbulos vermelhos infectados com malária e o seu efeito no microfluxo", biomed research international, 2018, pp. 1-14.

Warimwe G. M., Murungi L. M., Kamuyu G., et al. O rácio de monócitos para linfócitos no sangue periférico está correlacionado com uma maior suscetibilidade à malária clínica em crianças quenianas. *PLoS One.* 2013;8(2)

Warrell, D. A., Cox, T. M. and Firth, J. D. (eds) (2010) 'oxford textbook of medicine', in. oxford, reino unido: oxford university press. doi: 10.1093/med/9780199204854.003.070802_update_001 update:

Weatherall DJ, Abdalla S, Pippard MJ. The anaemia of Plasmodium falciparum malaria. Ciba Found Symp. 1983;94:74-97.

Wei X, Li Y, Sun X, Zhu X, Feng Y, Liu J, Jiang Y, Shang H, Cui L, Cao Y. A eritropoietina protege contra a malária cerebral murina através de acções na imunidade celular do hospedeiro. Infect Immun. 2014 Jan;82(1):165-73.

OMS (2010) basic malaria microscopy: part i. learner's guide. Segunda edição, Organização Mundial de Saúde. Segunda edição.

OMS (2011) "malaria", OMS. Organização Mundial de Saúde.

OMS (2018a) 'about malaria', OMS. Organização Mundial de Saúde.

OMS (2018b) as 10 principais causas de morte. Disponível em: https://www.who.int/news-room/fact-sheets/detail/the-top-10-causes-of-death (acedido: 31 de janeiro de 2019).

OMS (2018c) relatório mundial sobre a malária 2018, relatório mundial sobre a malária. doi: isbn 978 92 4 1564403.

Wickramasinghe SN, Abdalla S, Weatherall DJ. Cell cycle distribution of erythroblasts in P. falciparum malaria. Scand J Haematol. 1982 Jul;29(1):83-8.

Wilairatana, P., Tangpukdee, N. e Krudsood, S. (2013) "a definição de hiperparasitemia na malária falciparum grave deve ser actualizada", asian pacific journal of tropical biomedicine. China humanity technology publishing house, 3(7), p. 586.

Win S. Alterações hematológicas na malária. *J Evol Med Dent Sci.* 2006;4(65):11367-11374.

Wongsrichanalai C., Wernsdorfer W. H., Muth S., Sutamihardja A., Barcus M. J. A review of malaria diagnostic tools: microscopy and rapid diagnostic test (RDT) *The American Journal of Tropical Medicine and Hygiene.* 2007;77(6):119-127.

Organização Mundial de Saúde, UNICEF . *Relatório Mundial sobre a Malária.* Genebra: OMS; 2005.

Organização Mundial de Saúde. Genebra, Suíça: Organização Mundial da Saúde; 2016. Relatório mundial sobre a malária 2015.

Organização Mundial de Saúde. *Iniciativa ST. Tratamento da Tuberculose: Diretrizes.* Genebra, Suíça: Organização Mundial da Saúde; 2010.

Organização Mundial de Saúde. *Malaria Microscopy Quality Assurance Manual.* Genebra: OMS; 2009.

Organização Mundial de Saúde. *Relatório sobre a saúde no mundo: Reduzir os Riscos, Promover uma Vida Saudável.* Genebra: OMS; 2002.

Relatório Mundial sobre a Malária. *Página Web na Internet.* Organização Mundial de Saúde; 2010. [Acedido em 25 de dezembro de 2011]. Disponível em: https://www.who.int/malaria/publications/atoz/9789241564106/en/

Yao, J. et al. (2019) "Vesículas extracelulares derivadas de células estaminais mesenquimais do cordão umbilical humano aliviam a lesão de isquemia-reperfusão hepática do rato suprimindo o stress oxidativo e a resposta inflamatória dos neutrófilos", the faseb journal, 33(2), pp. 1695-1710.

Zhang DL, Wu J, Shah BN, Greutélaers KC, Ghosh MC, Ollivierre H, Su XZ, Thuma PE, Bedu-Addo G, Mockenhaupt FP, Gordeuk VR, Rouault TA. Erythrocytic ferroportin reduces intracellular iron accumulation, hemolysis, and malaria risk. Science. 2018 Mar 30;359(6383):1520-1523.

Zuccala ES, Baum J. Cytoskeletal and membrane remodelling during malaria parasite invasion of the human erythrocyte. Br J Haematol. 2011 Sep;154(6):680-9.

ÍNDICE DE CONTEÚDOS

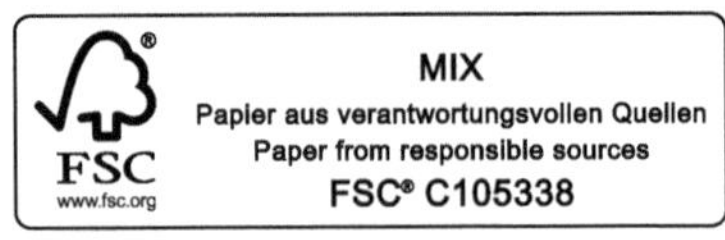

Printed by Books on Demand GmbH, Norderstedt / Germany